Alimentos saludables para niños geniales

Si deseas estar informado de nuestras novedades,
te animamos a que te apuntes a nuestros boletines
a través de nuestro mail o web:

www.amateditorial.com
info@amateditorial.com

Recuerda que también puedes encontrarnos
en las redes sociales.

🐦 @amateditorial
f facebook.com/amateditorial

errero Martín

Alimentos saludables para niños geniales

Consejos y recetas para la mejora del rendimiento escolar y desarrollo del talento

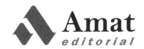

Amat
editorial

© Griselda Herrero Martín, 2018
© Profit Editorial I., S.L. 2018
Amat es un sello editorial de Profit Editorial I.

Primera edición: abril, 2018

Diseño cubierta: XicArt
Diseño y creación de imágenes: Antonio Cárdenas García
Maquetación: gama, sl

ISBN: 978-84-17208-12-7
Depósito legal: B 7.237-2018
Impreso por Liberdúplex

Impreso en España – *Printed in Spain*

*A Nora y Antonio,
por ser el motor principal que me impulsa
y por saber potenciar siempre lo mejor de mí.
Gracias por darme tanto.*

Índice

«El cuerpo es algo más que lo que transporta nuestros pensamientos arriba y abajo y, si tenemos el detalle de pensar más en él, a cambio nos ayudará a pensar mejor y nos transportará durante más tiempo»

CARLES CAPDEVILA

Prólogo

Hemos llegado al siglo XXI rodeados de tecnología y de aparatos que nos hacen la vida fácil y agradable, de tal manera que podemos conectar —a cualquier hora— con familiares lejanos, amigos o profesionales a los que seguimos en «redes». Comprar un libro, ropa, comida o las entradas de un concierto sin movernos del sofá, apretando unas teclas en el móvil o incluso dándole órdenes verbales, es un juego de niños.

En el contexto sanitario, las tasas de supervivencia de muchos tipos de cáncer han mejorado, se colocan prótesis y se trasplantan órganos para conseguir vivir más tiempo y con mayor calidad de vida. Disponemos de vacunas seguras y eficaces, y buenos medicamentos para tener a raya a microorganismos patógenos o aliviar enfermedades crónicas de difícil y cambiante evolución.

Conocemos la superficie y composición de la corteza de planetas cercanos, investigamos los confines del universo con potentes telescopios y sondas espaciales, volamos en cómodos aviones y nos transportamos en vehículos cada día más eficientes.

Podemos afirmar, reuniendo todos estos argumentos, y sin ningún género de duda, que nuestros cerebros gozan de buena salud.

Sin embargo, la tecnología, con la que convivimos sin pestañear, también ha provocado en estos últimos decenios cambios importantes en la manera de producir, distribuir y diseñar impecables estrategias empresariales a la hora de alimentarnos, de tal manera que es barato y sencillo consumir productos tan sabrosos como insanos. Las consecuencias que está teniendo una alimentación basada en el consumo diario (no nos engañemos, porque es así) de comestibles hiperprocesados (cuesta llamarlos alimentos) están provocando una verdadera conmoción sanitaria, social y económica, pues enfermedades no transmisibles como la obesidad, la diabetes tipo II y las enfermedades cardiovasculares, ligadas a un estilo de vida nada saludable (tabaquismo, alcohol, cannabis, bebidas «energéticas», sedentarismo, etc.), están colapsando el sistema y, por primera vez en nuestra reciente historia, la esperanza de vida de muchos niños puede ser inferior a la de sus padres.

Así pues, los niños son las principales víctimas de este desaguisado tecno-nutricional, con la necesaria complicidad de agentes políticos y lobbies de la industria alimentaria, que nutren (pero mal) nuestras debilidades, y —también hay que decirlo— con cierta pasividad de un sector de la sociedad que no acaba de ser consciente de problemas que considera poco probables o muy lejanos en el tiempo.

Las sonrojantes y elevadas tasas de sobrepeso y obesidad infantil que resultan del pernicioso modo de vida actual no solo afectan a las capacidades físicas de nuestros hijos y, en general, de todo el alumnado, sino que también implican a sus áreas psíquicas, emocionales, cognitivas e intelectuales. De esto trata *Alimentos saludables para niños geniales*, el magnífico libro que tengo el placer y el honor de prologar y presentaros.

Comer mal en nuestra sociedad es tan sencillo y cotidiano que a muchas familias les cuesta reconocerlo; claro está que no ayuda el ímpetu que la industria alimentaria exhibe sin pudor, favorecida por una legislación hecha a medida, publicidad ubicua y atractiva, siempre en el límite de la legalidad, basada en la exageración y en la falta de ética y sensibilidad con la infancia y familias vulnerables y desfavorecidas.

Menos mal que, desde hace unos años, el colectivo de dietistas-nutricionistas (profesionales sanitarios jóvenes, valientes, preparados y capaces) lucha incansablemente por contrarrestar la desinformación que la industria expande por los medios, enseñando a todas las familias a conocer el verdadero valor de la comida real (esto es, no hiperprocesada) y mostrar el lado «oscuro» de todas las gamas de productos ofertados en los lineales de los supermercados como saludables cuando no lo son.

Griselda Herrero, una gran dietista-nutricionista, conocida por su importante labor clínica en su centro de Sevilla (Norte Salud Nutrición) y por su trabajo divulgativo en el famoso blog Norte Salud, ha escrito un libro que será una referencia en el campo de la educación alimentaria y constituirá una herramienta poderosa, gráfica y necesaria, de sumo interés. Y no solo para todo el colectivo sanitario, sino también para el estamento docente, pues maestros y profesores se están incorporando, como es lógico, a remar, con todos nosotros, en la dirección adecuada a la hora de llevar la embarcación a feliz puerto: una infancia más sana, más preparada y más talentosa, capaz de afrontar los inmensos retos que deberá acometer en un futuro muy cercano.

Los que seguimos a Griselda sabemos de la oportunidad y capacidad que despliega a la hora de realizar infografías atractivas, claras y maravillosamente diseñadas, como las que surcan las páginas de este libro; así, conceptos que necesitarían diez párrafos, tres tablas y dos gráficas son resumidos en una poderosa imagen que vuela por el ciberespacio, haciéndose felizmente viral para pasar al imaginario colectivo como elemento pedagógico de enorme interés.

Por si todo lo dicho hasta ahora fuera poco, resulta que por las páginas de *Alimentos saludables para niños geniales* desfilan agudas reflexiones personales y acertados comentarios sobre decenas de trabajos de prestigiosas y recientes fuentes, que explican los recovecos, límites, luces y sombras que se proyectan en todos los interesantes temas que Griselda desarrolla: bases de la nutrición, rendimiento escolar y desarrollo cognitivo de los niños, la microbiota intestinal y sus sorprendentes funciones, alimentación consciente o *mindful eating*, superalimentos en niños, el estrés y sus implicaciones nutricionales... y muchos otros asuntos que irás descubriendo, casi sin querer, de manera amena, cuando vayas pasando de capítulo en capítulo, para darte cuenta de que Griselda no solo es una experta dietista-nutricionista y una excelente divulgadora, sino que por todos los párrafos, sin excepción, notarás el cariño y el amor que una madre siente por su hija y, por extensión, por todos los niños de nuestro mundo.

Estoy completa y absolutamente convencido de que este libro cumplirá el objetivo de su autora: ayudar a las familias y al profesorado a educar emocional y nutricionalmente bien a los niños para que gocen siempre de cerebros saludables y de la libertad necesaria para obtener un buen rendimiento de los mismos.

Gracias, Griselda, por tanto.

CARLOS CASABONA
Pediatra, colegiado n.º 3.775 (Girona)

Introducción: ¿Preparado?

«La actitud es todo en la vida: un 10 % es
lo que te pasa y un 90 % es cómo reaccionas».

CHARLES R. SWINDOLL

Cuando me propusieron escribir este libro pensé que era una idea genial y no daba crédito a que no se le hubiera ocurrido a nadie antes. Hay mucha información —y desinformación— sobre cómo alimentar a nuestros hijos, sobrinos o alumnos, del mismo modo que podemos encontrar centenares de libros que nos explican el desarrollo cerebral y cómo potenciarlo. Sin embargo, no existe ninguno que aúne en uno solo ambas cosas y que esté destinado a niños.

Como me encantan los retos, sobre todo aquellos que puedan servir a los demás, no dudé ni un segundo en aceptar la propuesta y ponerme manos a la obra. Sobre todo porque derivaba de Óscar González, a quien admiro como profesional y quien me brindó la oportunidad de formar parte de la Escuela de Padres con Talento.

En las próximas páginas, querido lector, encontrarás información sobre qué factores ayudan a tu hijo (sobrino, alumno, etc.) a mejorar su rendimiento escolar y potenciar su talento y cómo se relacionan estos factores con la alimentación. Además, te daré herramientas para poder poner en práctica todas las recomendaciones. ¿Necesitamos darles suplementos para mejorar su crecimiento? ¿La lactancia materna influye en su desarrollo cerebral? ¿Cómo afectan las emociones o la forma de aprender en su rendimiento? Todas estas y muchas otras preguntas que quizá nunca te hayas planteado serán abordadas en este libro, realizado desde el cariño y con el máximo rigor científico.

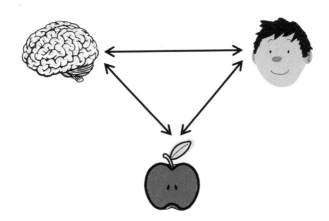

La educación de nuestros hijos (sobrinos o alumnos) es fundamental. Educar es apoyar al niño en su desarrollo cerebral para hacerle autónomo y que sea capaz de conseguir sus objetivos. Como padres (tíos o profesores) queremos lo mejor para ellos: que crezcan fuertes, que sean creativos, que tengan un futuro próspero —a ser posible, mejor que el nuestro— y que se desarrollen emocionalmente. Tenemos la responsabilidad de crear pequeños cerebros saludables, sanos y felices.

Caminaremos juntos por un sendero lleno de cosas nuevas por descubrir, basadas en las últimas investigaciones, y desde una perspectiva innovadora. ¿Me acompañas?

1

El futuro se construye con una buena base

«Lo que no se define, no se puede medir.
Lo que no se mide, no se puede mejorar».

WILLIAM THOMSON

¿Qué se entiende por alimentación saludable?

En las últimas décadas, la relación bidireccional entre la alimentación y la salud ha ido cobrando cada vez más solidez y rigor, de modo que llevar un estilo de vida saludable permite, por un lado, mejorar la esperanza y la calidad de vida y por otro, prevenir enfermedades, así como mejorar su sintomatología. En este sentido, el aprendizaje y la consolidación de hábitos saludables desde la infancia, implantando pautas alimentarias correctas, son decisivos para que dichos hábitos se mantengan en la edad adulta y a lo largo de la vida.

La dieta —entendida como el conjunto de alimentos que se ingieren a lo largo del día— es el factor externo más importante que contribuye al crecimiento y desarrollo cognitivo correctos y normales del niño, por lo que es importante que sea equilibrada, saludable y variada. Pero, ¿qué se entiende por alimentación saludable? Una alimentación saludable es aquella que cubre las necesidades nutricionales y fisiológicas con el objetivo de asegurar un adecuado crecimiento y desarrollo. Por tanto, debe ser equilibrada y adecuarse, en cada etapa, a los requerimientos dietéticos y nutricionales. En este punto es importante esclarecer diversos conceptos, que se utilizarán a lo largo del libro:

Nutrición. La nutrición es el acto de nutrir, es decir, el conjunto de procesos que permiten al organismo asimilar todos los nutrientes de los alimentos gracias a la digestión, el metabolismo y la absorción de los mismos, para ser utilizados por los diferentes órganos. La nutrición es un acto totalmente involuntario, por lo que no podemos hablar de buena o mala nutrición, sino que lo correcto es decir «buena» o «mala» alimentación.

Alimentación. Acto voluntario y consciente por el cual se eligen, preparan e ingieren los alimentos. La alimentación tiene un importante papel en nuestra cultura, y de hecho se ve muy influida por ella, determinando los hábitos dietéticos de la población.

Dietética. Ciencia que estudia la forma de combinar los alimentos para adecuarse a las necesidades del individuo, teniendo en cuenta las diferentes etapas vitales y requerimientos fisiológicos, así como las patologías y el estilo de vida individual de cada uno, con el objetivo de prevenir enfermedades y mejorar la calidad de vida.

Dieta. A pesar de que la palabra *dieta* se asocia en su mayoría a la restricción calórica («estar a dieta», «hacer dieta»), en realidad no es más que el conjunto de alimentos que se consumen con una frecuencia determinada de tiempo (dieta diaria, dieta semanal o dieta mensual) y que determinan los hábitos alimentarios. También se utiliza este sustantivo para denominar diferentes abordajes dietéticos ante enfermedades o situaciones concretas (dieta hiposódica, dieta para diabetes) o bien diversos estilos de alimentación (dieta mediterránea, dieta paleo).

Saludable. Cuando hablamos de *saludable* hacemos referencia a algo que mejora la salud o previene la enfermedad. En este sentido, una alimentación saludable no puede estar formada por productos que van en detrimento de la salubridad.

Equilibrado. El equilibrio se sostiene cuando nos ajustamos a las necesidades nutricionales concretas y específicas en cada momento. Estas necesidades varían a lo largo de las diferentes etapas vitales (infancia, adolescencia, adultez, vejez), en distintos estados fisiológicos (actividad física, embarazo, lactancia, menopausia) y en situaciones de enfermedad. Para alcanzar este equilibrio es necesario consumir los diferentes grupos de alimentos (verduras, frutas, legumbres, cereales) en la proporción, cantidad y calidad adecuadas. Y, sí, una dieta vegetariana o vegana también puede ser equilibrada, incluso en niños, siempre que esté bien pautada, preferiblemente por un dietista-nutricionista.

«Una dieta vegetariana o vegana también puede ser equilibrada».

Variado. Quizá este sea el término más confuso. En general se entiende por *variado* «comer de todo». Sin embargo, hay que tener especial cuidado con esta frase puesto que «todo» es demasiado generalizado y puede llevar a error. Que una alimentación sea variada —entendiendo que además es saludable— no implica que deba contener productos no necesarios para el organismo sino que, de los alimentos que deben formar parte de la dieta, exista variedad en cuanto a tipos dentro del mismo grupo. Pongamos un ejemplo: ¿cuál de los dos cuadros se ajustaría más a una dieta variada?

MENÚ A	**MENÚ B**
DESAYUNO	**DESAYUNO**
Fruta, tostada integral, bebida de almendras.	Zumo natural, yogur con cereales.
MEDIA MAÑANA	**MEDIA MAÑANA**
Fruta.	Bocadillo.
ALMUERZO	**ALMUERZO**
Ensalada, arroz integral con gambas y choco, fruta.	Ensalada, lentejas con chorizo, fruta.
MERIENDA	**MERIENDA**
Yogur con pipas de calabaza.	Leche con galletas maría.
CENA	**CENA**
Ensalada, hamburguesa de lentejas, fruta.	Tomate aliñado, hamburguesa de pollo, natillas.

Como puedes ver en el cuadro siguiente, el menú A parece más monótono, pues se repiten muchos grupos de alimentos (frutas y verduras), pero dentro de cada grupo puede haber distintos tipos (en negrita), además de que el menú contiene diversos grupos de alimentos (negrita cursiva). En el B a priori hay mucha más variedad de productos y, sin embargo, la mayoría no aportan los nutrientes necesarios para el organismo o bien aportan sustancias que no favorecen la salud (cursiva) y, entre los que sí los aportan, es probable que se repitan.

MENÚ A ✓

DESAYUNO
Fruta (manzana), tostada integral con queso fresco y tomate, bebida de *almendras*.
MEDIA MAÑANA
Fruta (plátano).
ALMUERZO
Ensalada de la huerta (lechuga, zanahoria, remolacha, rábanos y pepino), *arroz integral* con *gambas* y *choco*, fruta (mango).
MERIENDA
Yogur natural con *pipas* de calabaza.
CENA
Ensalada de pimientos (pimiento rojo, verde y amarillo y cebolla), hamburguesa de *lentejas*, fruta (kiwi).

MENÚ B ✗

DESAYUNO
Zumo natural de naranja, *yogur azucarado* con *cereales de desayuno*.
MEDIA MAÑANA
Bocadillo de *jamón york* y queso en lonchas con *batido* de fresa.
ALMUERZO
Ensalada de la huerta (lechuga, zanahoria, y tomate), lentejas con *chorizo*, fruta.
MERIENDA
Leche de crecimiento con *galletas maría*.
CENA
Tomate aliñado, hamburguesa de pollo, *natillas*.

Así pues, sería conveniente puntualizar la frase «comer de todo» y transformarla en «comer de todo lo saludable», variando entre los grupos de alimentos y eligiendo siempre alimentos que aporten valor nutricional (hablaremos de ello en el siguiente tema).

«Sería conveniente puntualizar la frase "comer de todo" y transformarla en "comer todo lo saludable"».

Aclarados estos conceptos básicos, hablemos ahora de las bases de una alimentación saludable. Existen ciertas premisas, indispensables, para llevar una alimentación saludable en el sentido estricto de la palabra, y que no solo se limitan a los alimentos que la conforman:

- Basar la dieta en alimentos de origen vegetal: frutas, verduras, legumbres, cereales enteros o integrales, frutos secos y semillas. Son ricos en fibra y de alta calidad nutricional.
- Incluir fuentes proteicas animales (carnes magras, pescados incluyendo el azul, lácteos, huevos) o vegetales (frutos secos, cereales, semillas y legumbres, incluyendo soja y derivados).
- Contener grasas saludables: aceite de oliva o de semillas, aguacate, frutos secos y semillas. Elegir aceite de oliva virgen como grasa principal para el cocinado.
- Comer despacio, masticando bien los alimentos y saboreando las texturas.
- Tomar siempre agua como bebida principal.
- Cocinar preferentemente al horno, al vapor, a la plancha, a la papillote, salteado o en guiso. Alternar las verduras crudas y cocinadas para obtener al máximo todos sus nutrientes.
- Poner color en el plato utilizando alimentos diferentes que mejoren el aspecto sensorial y lo hagan más apetecible a la vista. Hay que recordar que también comemos por los ojos.
- Elegir alimentos frescos, de temporada y locales; tienen más sabor y son más sostenibles con el medioambiente.
- Comer en ausencia de pantallas (televisión, tableta, móvil, videojuegos) para centrar la atención en la comida y en las personas que nos acompañan.
- Disfrutar de la comida, haciendo de la mesa un lugar distendido donde compartir momentos y experiencias. La comida (saludable) en sí puede pasar a un segundo plano.
- Atender a las sensaciones de hambre y saciedad, evitando comer si no es necesario.
- Comer alimentos y no productos: tener una gran variedad de alimentos saludables en casa a disposición de todos en lugar

de productos procesados y envasados que no aportan nada nutricionalmente hablando.

- Mantener una vida activa: realizar actividad física y evitar el sedentarismo. La Academia Americana de Pediatría y la Asociación Española de Pediatría recomiendan que el tiempo de exposición ante una pantalla no sea superior a dos horas diarias y no exponer a niños menores de dos años.
- Potenciar la salud emocional.
- Tener un descanso adecuado, durmiendo las horas necesarias para que el cuerpo pueda recuperarse.

En general, debemos tener en cuenta que lo importante no es lo que se consume en un día concreto o en una comida determinada, sino el conjunto de los alimentos que conforman la dieta, así como la forma en que los comemos.

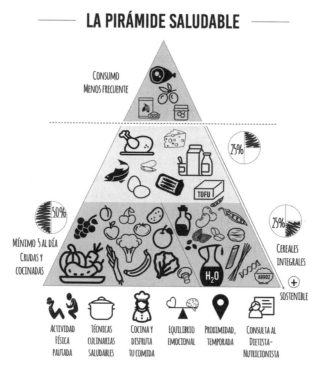

Propuesta de una pirámide de los alimentos saludables.

La difusión de estos conceptos entre la población se realiza mediante guías alimentarias, elaboradas por distintas asociaciones y gobiernos para transmitir hábitos dietéticos a la población. Existen numerosas guías alimentarias: quizá la más conocida en España sea la pirámide de los alimentos (la última versión es la Pirámide de la Alimentación Saludable de la Sociedad Española de Nutrición Comunitaria. SENC. 2015. Anexo V). Este sistema presenta ciertas controversias y, aunque en algunas pirámides parecen estar modificándose, la mayoría mantienen conceptos erróneos. El fundamento de la pirámide es que en la base se encuentran los alimentos de mayor consumo y, a medida que ascendemos, va disminuyendo la frecuencia de consumo hasta que en la cúspide encontramos aquellos productos cuya ingesta debe ser ocasional.

Bajo mi punto de vista, la pirámide alimentaria actual tiene tres errores principales. Por un lado, la base debería corresponder a las frutas y verduras, seguidas de legumbres, frutos secos y semillas, grasas saludables y cereales integrales, y a continuación estarían los huevos, carnes magras, pescados y lácteos. No hay cabida para ningún otro tipo de producto como el alcohol, los dulces o los embutidos. En segundo lugar, el concepto general que se transmite es contradictorio: «Se puede comer de todo lo que hay en la pirámide, solo hay que tener más cuidado con la frecuencia». Si la pirámide de los alimentos trata de promover hábitos alimentarios saludables, ¿debe contener el concepto «comer de todo»? Hay quienes opinan que no hay alimentos buenos o malos (en el próximo capítulo hablaremos de ello), ya que depende de cuántas veces los consumamos. Sin embargo, a la vista de los datos, sí podemos decir que hay productos malos cuando estos atentan contra la salud. Y digo «productos» a propósito porque un alimento tiene como función alimentar, es decir, aportar nutrientes que sirven al organismo para desempeñar sus funciones, mientras que un producto no tiene por qué. Entre estos productos podemos encontrar el azúcar, la grasa de palma o las grasas *trans* (hidrogenadas), por ejemplo, sustancias presentes en la mayoría de los productos procesados, los que se encuentran precisamente en la parte superior de la pirámide. Entonces, según la pirámide alimentaria, y dado que se encuentran ahí, parecería que se recomienda consumir este tipo de productos. Esa es la justificación que utilizan muchas empresas alimentarias para fomentar el consumo de sus productos, aun no siendo saludables. Y, por último, incluir en la cúspide los suplementos como recomendación general, a pesar de indicar «opción individualizada». No queda claro si cada uno elige tomarse los suplementos de forma individual o deben ser prescritos por un facultativo. En cualquier caso, si es individualizado no debería estar en una guía que ofrece recomendaciones a toda la población de forma genérica.

Como aspecto positivo hay que destacar que en la última revisión de la pirámide se incluyeron aspectos no alimentarios como la actividad física, el equilibrio emocional, las técnicas culinarias y el balance energético, todos ellos aspectos muy relacionados con la salud, como veremos en el siguiente apartado.

Si bien es cierto que en muchos países las pirámides alimentarias han evolucionado a mejor (Pirámide de la Alimentación Saludable Australiana. Nutrición Australia, 2015. Anexo V), todavía quedan cambios por hacer para ajustarnos más al concepto íntegro de salud. En los últimos años han empezado a utilizarse otras guías alimentarias distintas a la pirámide, como es el «plato saludable», cuyo concepto es mucho más sencillo y adaptado a las recomendaciones más actuales. El «plato saludable», desarrollado por la Universidad de Harvard en 2011, se basa en que la mitad de la ingesta debe ser de frutas y verduras, y la otra mitad a repartir entre alimentos ricos en hidratos de carbono integrales (pasta, arroz, pan, quinoa y otros cereales o tubérculos) y alimentos proteicos saludables (pescados, carnes magras, legumbres, huevos y lácteos). Para beber, siempre agua y, como grasa, aceite de oliva. Sin pensar en cantidades ni en frecuencias. Sencillo, conciso y fácil. Si está en el plato, se recomienda comer. Si no está en el plato, mejor evitarlo.

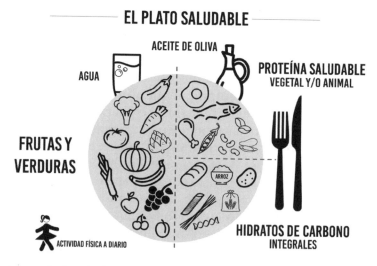

EL PLATO SALUDABLE

ACEITE DE OLIVA

AGUA

PROTEÍNA SALUDABLE
VEGETAL Y/O ANIMAL

FRUTAS Y
VERDURAS

ACTIVIDAD FÍSICA A DIARIO

HIDRATOS DE CARBONO
INTEGRALES

ARROZ

Adaptado de «The healthy eating plate, Universidad de Harvard 2011».
Para más información, visitar la Fuente de Nutrición del Departamento de Nutrición, Escuela de Salud Pública de Harvard (*http://www.thenutritionsource.org*) y Publicaciones de Salud de Harvard (*health.harvard.edu*).

El mayor problema en el campo de la alimentación es que cualquiera cree saber y se siente capaz de aconsejar sobre el tema. A lo largo de estas páginas —y más específicamente en el capítulo 14— veremos que no es tan simple como parece y que muchos de los conceptos que están socialmente instaurados son erróneos.

Los pilares de la salud como base de futuro

La Organización Mundial de la Salud define la *salud* como «un estado de completo bienestar físico, mental y social, y no solamente la ausencia de afecciones o enfermedades». Desde este enfoque integral podemos justificar que, para construir una salud adecuada que nos permita tener un envejecimiento saludable y con calidad de vida, debemos comenzar a promover estos hábitos cuanto antes. El envejecimiento es un proceso natural que conlleva una serie de cambios funcionales y estructurales como consecuencia del paso del tiempo y no de otros factores como accidentes o enfermedades. Llegar a esta etapa de la vida en unas condiciones u otras depende en gran medida de nosotros mismos. Y para ello es fundamental poner en práctica los pilares básicos de la salud desde el nacimiento y mantenerlos a lo largo del tiempo.

¿Qué factores determinan nuestra salud? Principalmente seis, y todos ellos dependen de uno mismo.

Alimentación. Elegir bien los alimentos que consumimos diariamente permite que el organismo pueda hacer una buena disposición de sus nutrientes, reparando tejidos, generando nuevas células y manteniendo los niveles adecuados. Esto nos ayuda a prevenir enfermedades (diabetes, hipertensión, obesidad) y mejora nuestra vitalidad.

Emociones. La gestión emocional es un factor al que hasta hace pocos años no se le daba importancia. Sin embargo, numerosas investigaciones han demostrado el efecto que nuestro estado emocional tiene en la percepción del mundo que nos rodea, en la forma en que nos comportamos, en los alimentos que elegimos, en la cantidad de actividad física que realizamos, en los recuerdos e incluso en las decisiones que tomamos. Recientemente se ha visto que un rostro feliz mejora la memoria emocional de trabajo. Por tanto, las emociones positivas van a tener un efecto protector en la salud.

Actividad física. Existe una relación directa entre la práctica de actividad física (es decir, ser una persona activa y no sedentaria) y la mejora de parámetros de salud como el perfil lipídico (colesterol), la salud ósea, la salud cardiovascular, la capacidad respiratoria o el bienestar emocional, que a su vez se asocia a la mejora cognitiva. Además, mantener una vida activa y practicar algún deporte está también asociado a una mejor alimentación.

Vida social. Las relaciones sociales forman parte de nuestro día a día y no podemos obviarlas. Se ha observado que los lazos sociales ayudan a disminuir el estrés, a tener una mejor salud física y mental, y que esto se relaciona con una vida más duradera.

Descanso. Permitir al cuerpo descansar y repararse es fundamental para combatir los radicales libres y resetear el cerebro. Dormir las horas suficientes favorece la consolidación de la memoria y promueve un mejor funcionamiento cognitivo.

Drogas. Evitar el consumo de cualquier tipo de drogas (el alcohol y el tabaco también lo son) es, sin duda, una estrategia de salud.

Todos estos factores, interrelacionados, ayudan en definitiva no solo a prevenir enfermedades, sino, sobre todo, a mejorar la calidad de vida desde todos los aspectos.

En el próximo capítulo abordaremos las diferencias entre los alimentos «buenos» y «malos», así como conceptos importantes que deberíamos tener en cuenta para que la alimentación se construya con una buena base desde la infancia.

2

No hay alimentos buenos y malos, solo actitudes adecuadas

«Todo lo bueno y lo malo deja un vacío cuando se interrumpe. Si se trata de algo malo, el vacío va llenándose por sí solo, mientras que el vacío de algo bueno solo puede llenarse descubriendo algo mejor».

ERNEST HEMINGWAY

¿Existen los alimentos buenos o malos?

Como comentábamos en el capítulo anterior, algunas corrientes son más propensas a decir que no hay alimentos buenos ni malos, sino que depende de las cantidades y de la frecuencia con que estos se consuman. Muchas de estas corrientes están sustentadas por la industria alimentaria. Y esto es así hasta cierto punto. Es decir, si hablamos de *alimentos* podríamos dar la frase por válida, teniendo en cuenta que nada en exceso o en defecto es bueno, por muy saludable que sea. Beber siete litros de agua al día, en condiciones normales, podría dar lugar a determinados efectos indeseables. Antes de explicar por qué esta sencilla frase no es del todo cierta, veamos qué grupos de alimentos hay:

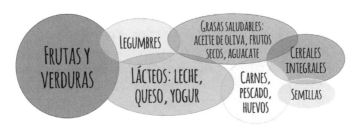

Frutas y verduras. Hay cientos de variedades y tipos de frutas y verduras, cada una con un aporte de nutrientes diferentes y en una cantidad variable. Las frutas y verduras aportan agua, vitaminas, minerales y fibra.

Legumbres. Las principales son lentejas, garbanzos y alubias, con todas sus variedades, pero hay muchas otras: alfalfa, algarroba, almorta, altramuz, cacahuete y soja. Además, los guisantes, las habas y las judías verdes se pueden considerar legumbres desde el punto de vista etiológico (dado que son frutos encerrados en vainas), aunque desde el punto de vista nutricional se asemejan más a las verduras. Este grupo de alimentos es rico en fibra, vitaminas, minerales, proteínas vegetales e hidratos de carbono complejos.

Lácteos. Dentro de este grupo se engloban la leche, los quesos y los yogures, así como todos sus derivados. Cuanto más naturales sean, mejor. Los lácteos son alimentos que contienen proteínas, grasas saturadas e hidratos de carbono, además de vitamina D en su forma entera. Se consideran una fuente importante de calcio, sin embargo, no son los únicos —ni los que más ni mejor calcio contienen—. Actualmente hay un amplio debate sobre lácteos *sí* o lácteos *no*, a lo cual hay que decir que no son imprescindibles para la vida —exceptuando la leche materna o de fórmula en los primeros meses de vida—. Dentro de los lácteos, y aunque no se consideran lácteos propiamente dichos porque no derivan de la leche, podemos incluir las bebidas vegetales (almendra, soja, avena, espelta, chufa, arroz) o los derivados de la soja (tofu, tempeh, etc.). En el caso de las bebidas vegetales, en su mayoría son agua, sus grasas son insaturadas, contienen vitaminas y minerales, y algunas llevan también azúcar. Por tanto, no son equiparables nutritivamente a la leche.

Grasas saludables. Entre los alimentos que aportan grasas saludables encontramos aceites vegetales (oliva, girasol, linaza, canola, colza), frutos secos y frutas como el aguacate.

Cereales integrales y tubérculos. El trigo y el *arroz* no son los únicos cereales que existen. Hay vida más allá de ellos. Podemos encontrar *mijo*, maíz, cebada, centeno, avena, *sorgo*, espelta, *quinoa*, bulgur, *trigo sarraceno, amaranto*. En caso de no poder tomar gluten, se puede optar por los que están marcados en cursiva. Lo ideal es elegir siempre la versión integral, es decir, sin refinar. Para asegurarnos de que los productos derivados de ellos son de verdad integrales, en su etiqueta deberá indicar «harina integral». Además, en este grupo se incluyen tubérculos como las patatas o el boniato.

Carnes, pescado y huevos. Todos ellos son alimentos proteicos de origen animal. Entre los alimentos proteicos de origen vegetal se encuentran las legumbres, los derivados de la soja (tofu, tempeh, soja texturizada) y el seitán (procedente del trigo).

Semillas. Existen varios tipos de semillas, como el lino, la chía, la amapola, el sésamo, el cáñamo, el girasol y la calabaza. Las semillas son ricas en grasas insaturadas, fibra, vitaminas y minerales, principalmente.

Se pueden considerar alimentos «buenos» aquellos que van a aportar los nutrientes que nuestro organismo necesita para sobrevivir: hidratos de carbono complejos, proteínas, grasas saludables, vitaminas y minerales. Por el contrario, los alimentos que podríamos considerar «malos» son aquellos que: 1) no solo no aportan nada desde el punto de vista nutricional, sino que pueden ser perjudiciales para la salud a corto, medio o largo plazo; 2) su consumo desplaza el de los alimentos «buenos», y 3) corresponden a los alimentos ultraprocesados que, casualmente, no se encuentran en la lista anterior. No es lo mismo elegir un bocadillo de pan integral con tomate y queso —que aporta fibra, calcio, vitaminas y agua— que un bollo de chocolate industrial — que contiene harinas refinadas, azúcar y grasas hidrogenadas— para el desayuno del colegio.

Con esta premisa, podemos decir que sí hay alimentos —o mejor dicho, productos— malos, y que estos no dejan de ser perjudiciales por consumirlos con menor frecuencia. Un claro ejemplo es el alcohol. Una copa de alcohol no nos va a matar, pero sí produce efectos tóxicos. Evidentemente, si en lugar de una son cinco, los efectos indeseables serán cinco veces mayores. Lo mismo ocurre con el resto de productos que nutricionalmente están vacíos, es decir, que no aportan valor nutricional. Entre ellos podemos destacar los que contienen principalmente azúcar, grasas *trans* o hidrogenadas, grasa de palma, harinas refinadas y sal. Todas estas sustancias se encuentran en la bollería, los aperitivos, la mayor parte del pan que se consume, zumos, batidos, refrescos, cereales de desayuno, helados, galletas, golosinas, salsas, pastas de untar comerciales o comida rápida. Es decir, casi todo lo que consumen los niños diariamente, según el estudio Aladino 2015, que evalúa los alimentos incluidos en el desayuno del escolar.

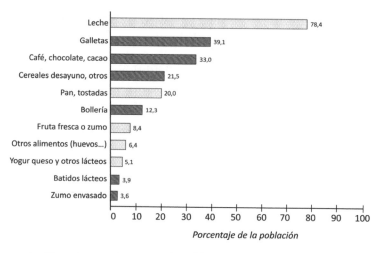

Consumo de diferentes productos por la población española (Estudio Aladino, 2015). Las barras más oscuras indican los alimentos menos saludables.

Por consiguiente, sí hay alimentos sanos y alimentos insanos, aunque la industria alimentaria nos quiera convencer de lo contrario con eso de «en su justa medida». Es indiscutible que una manzana es mejor que una galleta, lo cual no significa que la galleta no pueda estar presente de forma muy esporádica en la dieta, siempre que esta sea saludable y se base en alimentos sanos y no en productos insanos. No obstante, el mensaje que intentamos transmitir los sanitarios es el de evitar los productos ultraprocesados —los «malos»— y fomentar los alimentos frescos —los «buenos».

La calidad es más importante que la cantidad

La calidad de los alimentos es una forma de medir si dicho alimento es mejor o peor desde una perspectiva nutricional y de salud, es decir, si contiene nutrientes o no y de qué tipo son dichos nutrientes. En consonancia con lo que comentábamos anteriormente, tomar una determinada cantidad de un alimento no tiene por qué ser beneficioso ni perjudicial, todo depende del tipo de alimento que sea y de los nutrientes que contenga y, por supuesto, de las necesidades dietéticas de quien lo consume. Pongamos el ejemplo de los frutos secos: un gran número de personas piensa que los frutos secos no se deben consumir de forma habitual dado que tienen muchas calorías; sin embargo, son muy nutritivos desde el punto de vista dietético, ya que contienen ácidos grasos insaturados y esenciales (nuestro cuerpo no es capaz de sintetizarlos), fibra, minerales y vitaminas antioxidantes. Existen estudios que demuestran que consumir frutos secos diariamente, en el contexto de una alimentación saludable, no supone un incremento en el peso.

De calorías, cantidades y calidad

Es evidente que la cantidad es importante, aunque no es lo mismo un exceso de brócoli que un exceso de chorizo. Siguiendo con el ejemplo de los frutos secos, queda claro que, por el simple hecho de ser muy calórico, no significa que sea peor. Pero, ¿y lo contrario?: ¿es mejor un alimento bajo en calorías? La respuesta es «no». El ejemplo claro radica en los productos *light*, 0,0 o bajos en calorías. Como veremos en el capítulo 5, el uso de determinadas sustancias acalóricas como los edulcorantes puede tener otros efectos en nuestro organismo que los alejan de ser saludables, o al menos mejores opciones que la versión sin edulcorar. Entonces, ¿es mejor tomar un refresco normal que uno *light*? En este caso concreto, lo mejor es tomar agua. La elección adecuada será siempre la del alimento más natural o menos procesado, sobre todo en niños. Si se come yogur, que sea natural en lugar de edulcorado.

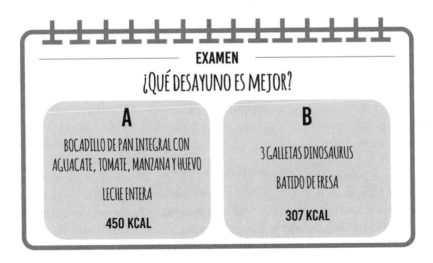

EXAMEN

¿QUÉ DESAYUNO ES MEJOR?

A

BOCADILLO DE PAN INTEGRAL CON AGUACATE, TOMATE, MANZANA Y HUEVO

LECHE ENTERA

450 KCAL

B

3 GALLETAS DINOSAURUS

BATIDO DE FRESA

307 KCAL

«La elección adecuada será siempre la del alimento más natural o menos procesado».

El desayuno «A», pese a contener más cantidad de alimento y de calorías, es mucho más rico nutricionalmente ya que aporta *nutrientes*, mientras que el desayuno «B», de menor energía y cantidad, tiene una calidad deplorable. Esto influye sobre nuestro organismo de forma muy significativa puesto que el efecto de las harinas refinadas, el azúcar o las grasas hidrogenadas (contenidas en el desayuno «B») es muy diferente.

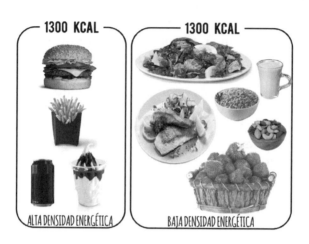

Hagamos lo contrario. Si comparamos dos menús con el mismo número de calorías pero con diferencias importantes en la calidad de los alimentos que los componen, podemos observar que en el primer caso —consistente en un menú de comida altamente procesada— la cantidad de grasas saturadas, sal y azúcares es mucho más elevada que la del segundo caso, donde, además de tener una densidad energética menor, predominan alimentos de origen vegetal. Es llamativa, además, la diferencia en la cantidad entre ambas. Cuando un producto tiene una alta densidad energética, supone que en poca cantidad hay muchas calorías (normalmente suelen ser grasas y azúcares). En productos destinados a los niños, tener esto en cuenta es importante puesto que implica comer más cantidad de la necesaria en menos tiempo, ya que se tiende a comer rápido por su elevada palatabilidad (sensación grata al paladar al introducir un alimento o producto en la boca). Sin embargo, y volviendo a la calidad, consumir un alimento con alta densidad energética no siempre significa comer más ni peor. Los frutos secos, por ejemplo, pueden tener una media de 600 kcal por cada 100 gramos. No obstante, son muy saciantes por su composición rica en grasas saludables y fibra.

> *«Consumir un alimento con alta densidad energética no siempre significa comer más ni peor».*

Por tanto, aunque es cierto que la cantidad es necesaria para ajustarnos a los requerimientos, es la calidad de lo que comemos a diario lo que más importa si hablamos en términos de salud.

Evitar ciertos alimentos es mejor que tomar otros

Partamos de la premisa de que hay que consumir *alimentos* y no *productos*. Yo siempre digo que cuantas menos florituras, dibujos, etiquetas y distintivos destacados tenga lo que compramos, mejor. Sobre todo en el caso de los niños, que ya se encarga muy bien la industria de adornar los productos menos recomendables para ellos con imágenes de los dibujos animados actuales, incluyendo regalos, aportando avales por sociedades científicas o frases que hagan pensar a quienes los compran que son lo mejor para sus hijos. En resumen, cuantas más alegaciones aparezcan en el envase, peor será la calidad del producto. ¿Alguna vez se ha visto en un kiwi una etiqueta que ponga «rico en vitamina C»? ¿O en el salmón, «enriquecido con omega-3»? ¿O en un aguacate la frase «previene el envejecimiento»? Aquí está la respuesta.

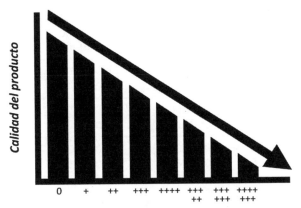

Como hemos comentado en las páginas anteriores, existen cuatro sustancias principales cuyo consumo debemos evitar, especialmente en niños.

Azúcares añadidos

No es lo mismo el azúcar que contienen de forma natural los alimentos, por ejemplo el yogur natural o la fruta, que añadir azúcar a un producto, como el yogur azucarado o el zumo de frutas. La diferencia radica en cómo el organismo los utiliza y los efectos que provocan. Cuando tomamos azúcar, este se absorbe muy rápidamente, con lo que se disparan los niveles de glucosa en sangre. Como consecuencia, el páncreas libera insulina para disminuir este exceso y evitar así que se produzcan daños en los tejidos. El resultado de que los niveles de glucosa e insulina se mantengan elevados durante mucho tiempo o bien aumenten y disminuyan constantemente a lo largo del día puede ser desarrollar diabetes. La Organización Mundial de la Salud (OMS) recomienda no superar la ingesta del 10 % de azúcares añadidos de la cantidad de energía diaria y, a ser posible, que se encuentren por debajo del 5 %. Esto se traduce, para un adulto sano que necesite de media unas 2.000 kcal diarias, en 25-50 gramos de azúcar diarios. Por tanto, para un niño las dosis deben de ser mucho menores, dado que sus necesidades energéticas son inferiores, como muestran las siguientes tablas de la Asociación Americana del Corazón.

Necesidades calóricas para niños (kcal/día) para niños (kcal/día)				
Edad (años)	Sexo	Sedentario	Actividad moderada	Muy activo
2 a 3	niña	800-1000	1050-1200	1300-1400
	niño	800-1000	1050-1200	1300-1400
4 a 8	niña	1050-1200	1400-1600	1500-1800
	niño	1250-1450	1400-1600	1600-2000
9 a 13	niña	1400-1600	1750-2000	1900-2200
	niño	1600-1800	1800-2200	2200-2600
14 a 18	niña	1600-1800	1800-2000	2050-2400
	niño	1900-2200	2300-2750	2550-3200

Recomendaciones de la ingesta de energía para la población infantil y juvenil (adaptado de Gidding SS, Asociación Americana del Corazón, 2005).

Teniendo en cuenta que, por ejemplo, un vaso de leche con cacao en polvo azucarado (15 gramos, según recomienda el fabricante) contiene más de 10 gramos de azúcar, que el azúcar que ingerimos viene en su mayoría de productos procesados y que la población infantil consume elevadas cantidades de dichos productos, ya podemos imaginarnos que la ingesta de azúcar en niños está muy por encima de lo que la OMS recomienda. De hecho, los niños de entre cuatro y ocho años consumen veintiuna cucharadas pequeñas de azúcar diarias, es decir, unos 84 gramos. El consumo habitual de alimentos dulces —con azúcar o edulcorantes— induce al mayor consumo de bebidas y productos dulces, lo cual es fundamental sobre todo a edades muy tempranas, que es cuando se definen los hábitos de consumo. La Organización Panamericana de la Salud (OPS) y la OMS recomiendan no exponer al sabor dulce a niños.

La identificación de azúcares simples en el etiquetado debe realizarse en dos partes. Por un lado, identificar si en la lista de ingredientes aparece el azúcar o algún derivado, y, por el otro, consultar la cantidad de hidratos de carbono simples que contiene el producto por cada 100 gramos. Véase el Anexo III para conocer las distintas formas de encontrar el azúcar añadido a los productos.

El contenido en azúcares de un alimento está regulado por el Reglamento Europeo 1924/2006, que establece si hay bajo contenido en azúcares, si este se puede considerar un producto sin azúcares añadidos o con azúcares naturalmente presentes.

Bajo contenido en azúcares	Sin azúcares	Sin azúcares añadidos
5 g azúcar / 100 g	< 0,5 g azúcares / 100 g	Sin ningún monosacárido o disacárido añadido (puede contener azúcares naturalmente presentes)
2,5 g azúcar / 100 ml	< 0,5 g azúcares / 100 ml	

Harinas refinadas

La principal diferencia entre las harinas refinadas y las integrales (las integrales de verdad) es que en las primeras se ha desprovisto al grano (rico en almidón) del salvado (rico en vitaminas, minerales y fibra) y del germen (rico en minerales, vitaminas, proteínas y grasas saludables), es decir, que se le ha quitado la mayor parte de los nutrientes. Las harinas refinadas se usan sobre todo en la elaboración de panes, masas y bollería industrial. A veces, para engañarnos un poco, añaden una mínima cantidad de salvado y le otorgan el nombre de *integral* o *rico en fibra*, cuando no lo es. La mayoría de los panes que nos encontra-

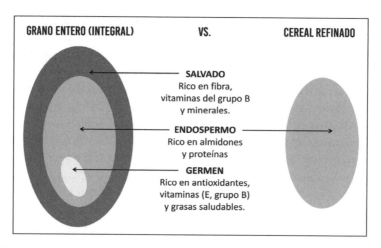

Partes del grano de los cereales y diferencias entre el integral y el refinado.

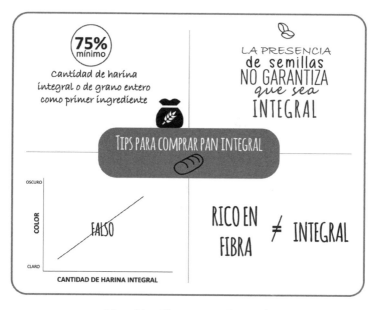

Cómo identificar un pan integral.

mos en el supermercado con la denominación «integral» están hechos con harina refinada y un 4-5 % de salvado añadido, lo cual está permitido por la legislación actual. Un alimento es integral cuando se ha elaborado con harina integral (y así debe especificarlo en la etiqueta), o, lo que es lo mismo, el grano se ha molido entero.

A nivel nutricional, no solo se diferencian en la cantidad de nutrientes, sino en el efecto que estos provocan en el organismo. Las harinas refinadas, compuestas principalmente por almidón, tienen un mayor índice glucémico, es decir, que sus hidratos de carbono se digieren y absorben muy rápido, de forma similar a lo que ocurre con el azúcar, con la consiguiente liberación de insulina y el riesgo, a medio o largo plazo, de desarrollar una diabetes tipo II. No existen recomendaciones concretas sobre la ingesta de harinas en niños; más bien la recomendación general es la de que predominen los cereales integrales o de grano entero. La imagen de la página anterior te ayudará a distinguir un alimento integral de otro que en realidad no lo es.

Grasa de palma

La grasa de palma es un tipo de grasa vegetal que en absoluto tiene que ver con las ventajas y beneficios que ofrecen los aceites de origen vegetal —ricos en grasas insaturadas y vitaminas antioxidantes—, ya que en más del 50 % se compone de ácidos grasos saturados de los de peor calidad (ya hemos dicho que la calidad es más importante que la cantidad). Sus efectos perjudiciales se asocian a un mayor riesgo de enfermedades cardiovasculares, al aumento del colesterol LDL (el «malo»), a mayores niveles de grasa visceral (la que rodea los órganos) e incluso a un mayor riesgo de padecer cáncer. Su uso excesivo por parte de la industria alimentaria ha sido descubierto cuando se obligó a indicar en el etiquetado el tipo de grasa utilizada, puesto que muchas veces se utilizaba la «grasa vegetal» como reclamo de saludable, cuando en realidad de saludable y sostenible tiene más bien poco. Y hablo de sostenible porque la producción de aceite de palma está asolando la selva tropical, con sus terribles consecuencias sobre el medioambiente. Lamentablemente, este tipo de grasa —muy barata y versátil, pues es fácil de usar en cualquier tipo de productos— está presente en la mayoría de los productos dirigidos a los niños (bollería, galletas, aperitivos), incluyendo las fórmulas lácteas infantiles. Y más lamentable aún: la ley lo permite. Si me preguntan cuánta grasa de palma se recomienda tomar, la respuesta es cero. No se recomienda. Es como si alguien quiere saber cuántos cigarrillos está recomendado fumar. Consumimos grasa de palma a diario, sin darnos cuenta, sin prestar atención, oculta en esos productos altamente palatables que se encuentran en las estanterías. Así que cuando leas «grasa vegetal» en un producto, asegúrate de que no se trata de aceite de palma. Si es así, evita comprarlo.

«Si me preguntan cuánta grasa de palma se recomienda tomar, la respuesta es cero».

Sal

Se trata de un mineral compuesto por un 60 % de cloruro y un 40 % de sodio, aproximadamente, por lo que se conoce como *cloruro sódico*. Es por este motivo que en el etiquetado la podemos encontrar como «sal» o como «sodio». Estos minerales ayudan al organismo a mantener un equilibrio electrolítico e hídrico, participando en funciones musculares y nerviosas. No hay propiedades secretas ni mágicas en la sal. Eso sí, es importante consumir la sal yodada, para evitar alteraciones tiroideas. Así pues, aunque la sal es necesaria para mantener la homeostasis, un exceso de consumo de sal puede provocar hipertensión arterial, problemas renales e incluso aumentar el riesgo de determinados tipos de cáncer.

«Es importante consumir la sal yodada, para evitar alteraciones tiroideas».

En España, el consumo medio de sal es de 10,5 gramos diarios, más del doble del que recomienda la OMS (menos de 5 g de sal o de 2 g de sodio al día) y el triple del que recomienda la Asociación Americana del Corazón (3,5 g de sal al día). Si queremos identificar la cantidad de sal o sodio de un producto por su etiquetado, en función de la información que contenga, debemos realizar la siguiente conversión:

SAL = 2,5 X SODIO ⟶ ¿CUÁNTA SAL SON 3 GRAMOS DE SODIO?
3 X 2,5 = 7,5 GRAMOS DE SAL

Estos datos son informativos, pues desde el Reglamento Europeo 1169/2011 del Parlamento Europeo y del Consejo, de 25 de octubre de 2011, sobre la información alimentaria facilitada al consumidor, no se permite poner «sodio» en el etiquetado, sino que debe aparecer «sal».

«No está recomendado el consumo de sal en niños menores de un año».

Partiendo de la premisa de que no está recomendado el consumo de sal en niños menores de un año y de que se debe evitar consumirla en exceso (más de 3,5-5 g al día) a partir de esa edad, la sal es otro de los ingredientes que suele estar presente en productos ultraprocesados. Así, el 90 % de la sal que ingerimos no proviene de la que usamos para cocinar, sino de los alimentos procesados que consumimos, muchas veces en aquellos que no pensamos que puedan contenerla. Por esta razón, para acercarnos a las recomendaciones del consumo de sal es importante fomentar el consumo de alimentos frescos y alejarnos de los procesados.

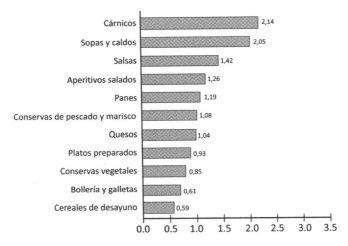

Contenido de sal en productos (g sal / 100 g producto) (Aecosan, 2015).

Existen muchos tipos de sal (marina, de escamas, del Himalaya, etc.), pero ninguna de estas tiene propiedades mágicas ni curativas. Eso sí, como se ha comentado anteriormente, es importante consumir sal yodada.

Como conclusión, si queremos comer de forma saludable y con calidad, es mejor evitar ciertos ingredientes (que localizaremos en productos ultraprocesados) que recomendar consumir otros. Para ello, recomiendo acceder a la «Lista Basulto» que escribió Julio Basulto en su libro *Se me hace bola,* donde se puede encontrar una relación de aquello que no debe formar parte de nuestra despensa. Debemos comprar alimentos que tengan menos de cinco ingredientes en su lista, que no incluyan alegaciones, regalos ni avales, y cuanto más frescos, de temporada y locales sean, mejor.

«Debemos comprar alimentos que tengan menos de cinco ingredientes en su lista, que no incluyan alegaciones, regalos ni avales, y cuanto más frescos, de temporada y locales sean, mejor».

A modo de resumen, y según el modelo de perfil de nutrientes de la OPS, los criterios para identificar productos procesados con cantidades elevadas (mayores que el nivel máximo recomendado por la OMS) de sodio, azúcares simples, harinas refinadas, grasas totales, grasas saturadas y grasas *trans* se resumen en la tabla siguiente:

Sodio	Azúcares simples	Harinas refinadas	Grasas totales	Grasas saturadas	Grasas trans
≧ 1 mg sodio por 1 kcal	≧ 5-10 % del total de energía	Si no especifica «Harina integral»	≧ 30 % del total de energía	≧ 10 % del total de energía	≧ 1 % del total de energía

Cuando la actitud ante la comida desempeña un papel protagonista

La Encuesta Europea de Salud del Ministerio de Sanidad, Servicios Sociales e Igualdad, realizada en 2014, pone de manifiesto que más del 50 % de los adultos en España tiene un peso por encima de lo saludable (sobrepeso y obesidad), cifras que se aproximan bastante en el caso de los niños. De hecho, las tasas de obesidad infantil son las terceras más altas del mundo (precedidas por Estados Unidos y México). Y estos alarmantes datos se deben al tipo de alimentos que se consumen, sí, pero también a la forma que tenemos de comer y de relacionarnos con la comida.

Comer de forma saludable no es solo una cuestión alimentaria que se limita a ingerir las cantidades de energía y nutrientes que necesitamos, sobre todo en el caso de los niños, sino que es una cuestión de actitud. En este sentido, hemos de tener en cuenta determinados aspectos que van a tener un papel importante en todo lo que rodea el acto de comer.

En primer lugar, hay que prestar atención a las necesidades que cada uno tiene, y saber que estas no tienen por qué ser iguales entre dos personas que miden y pesan lo mismo. En el caso de los niños, es mucho más variable aún, de forma que un niño de dos años, según el manual de pediatría que se consulte, puede necesitar unas 90 kcal por kg de peso. Teniendo en cuenta que el peso puede oscilar entre 10 y 14 kg, como indican las gráficas de percentiles de la OMS, estamos hablando de una diferencia de 360 kcal diarias, lo cual son muchas calorías. Es más, incluso pesando lo mismo pueden tener requerimientos diferentes, puesto que son personas distintas. Ni tan siquiera los manuales se ponen de acuerdo en una cifra concreta, por lo que no será tan sencillo de determinar. ¿Y, entonces, quién decide cuántas calorías ha de tomar cada niño, independientemente del peso? Pues el propio niño. Los niños son los únicos que saben la cantidad que realmente necesitan comer, y es muy posible que estas necesidades varíen a lo largo del día y de la semana. En consecuencia, tenemos que confiar en ellos y atender a sus señales de hambre y saciedad. No importa si come más o menos hoy, siempre que esté feliz, contento, juegue y esté sano; lo que realmente importa es que esté rodeado de alimentos saludables, de forma que, elija lo que elija, sea más o menos cantidad, será bueno para él. En este punto tenemos que conocer que su apetencia también va a depender de los sabores a los que esté acostumbrado, y los alimentos o productos de que disponga. Si desde pequeño está expuesto a sabores como la sal, el azúcar, las harinas refinadas o los alimentos muy grasos, es muy posible que demande ese tipo de productos, como comentaremos en el capítulo 10. Pero si hemos procurado alejarlo de este tipo de ingredientes y ofrecerle alimentos frescos y sin procesar, podemos confiar en que la apetencia estará más relacionada con sus necesidades nutricionales reales. Una forma de ayudar y dejar a los niños que decidan por sí mismos qué alimentos comer es practicando la alimentación complementaria a demanda dirigida por el bebé —conocido en inglés como *baby-led weaning*—. Consiste en que, en el momento de incorporar comida a la alimentación del bebé, de forma complementaria a la lactancia (materna o con fórmula), se hace en trozos pequeños y adaptados a su capacidad de deglución, ofreciéndole varias opciones para que él mismo experimente y elija qué llevarse a la boca. Esto permite que aprenda a diferenciar sabores, texturas, olores y sensaciones, y con ello le damos autonomía a la hora de elegir.

*«Los niños son los únicos que saben
la cantidad que realmente necesitan comer».*

En segundo lugar, hay que tener en cuenta que la alimentación no es el único factor, sino que existen numerosos aspectos relacionados con la *salud* que no podemos olvidar, puesto que todos están interrelacionados y pueden estar influyendo de una forma u otra en las elecciones alimentarias que hacemos cada día, a cada momento. Entre ellos se encuentran la actividad física, las emociones, las enfermedades, el descanso, la genética y un largo etcétera. De algunos de ellos hablaremos en próximos capítulos.

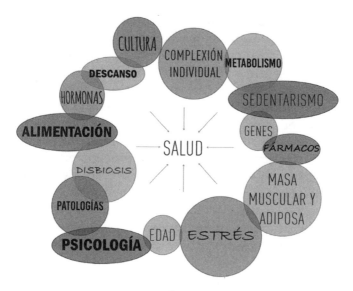

Factores que influyen en la salud.

Por último, debemos entender que el acto de comer es una actitud ante la comida y ante la mesa. Y por ello, tener en cuenta los aspectos que comentaremos a continuación es esencial para crear un ambiente distendido, relajado y divertido alrededor de los alimentos con los niños.

- Dale opciones diferentes al niño, dentro de una variedad saludable, para que sea él quien elija qué, cuánto y cómo comérselo. Pregúntale qué cantidad le apetece, si quiere los trozos partidos, y deja que elija su plato o su vaso. Si de postre hay fruta, puede elegir la que más le apetezca.

- Implícale en el proceso: asígnale responsabilidades acordes con su edad (poner la mesa, cortar el pan, servir la comida, ayudar en el cocinado, decorar, etc.), de forma que sea partícipe de la elaboración y de la presentación.
- Ofrécele nuevos alimentos sin obligarle a probarlos. Deja que se tome su tiempo para hacerlo y, cuando lo haga, felicítale y refuérzale positivamente por haberlo probado, independientemente de que le haya gustado o no. Si no le gusta, en otra ocasión podrás probar de otro modo o en otro contexto.
- Innova en la cocina con nuevas texturas y preparaciones, usando alimentos que le gusten menos y probando recetas diferentes. Hazle partícipe en la búsqueda de la receta, la elección de los alimentos, la compra y la elaboración, en la medida de lo posible.
- Escucha al niño cuando te diga que no quiere algo o que no le apetece más. Pregúntale por qué y buscad juntos una solución que agrade a ambos. Presta atención a sus señales de hambre y saciedad. Si no quiere comer más, no le obligues. Si a la media hora te pide una manzana, ¿cuál es el problema? No pienses que le estás malcriando. ¿Es que a ti siempre te apetece comer la misma cantidad? ¿Nunca te pasa que a veces la comida que hay no es del todo de tu agrado y comes menos? Pues a ellos les ocurre lo mismo. Imagina que hoy para cenar toca salmón al eneldo y ese día, por cualquier motivo, salmón es lo que menos querrías cenar, ¿te gustaría que tu pareja te obligara a comerte todo lo que considera que debes comer y no te dejara levantarte de la mesa hasta entonces?
- Los niños son niños, y estar sentados para ellos no es fácil. Si se levantan mientras comen, hablan, se ríen o quieren jugar en la mesa, ¿cuál es el problema? ¿Acaso tú no hablas, ríes y te levantas cuando comes con tus amigos? Sé cómplice y participa del juego.
- Usa un tono positivo y neutral cuando hables de comida, sin influir en la decisión del niño, sin ser autoritario y buscando su participación. Si percibe que para ti algo es malo o está prohibido, es posible que lo quiera con más ahínco. El lenguaje y la comunicación son muy importantes.
- Jamás debes prohibir, obligar, chantajear («si te acabas el plato, mamá y papá estarán muy contentos»), premiar («qué bien te has portado hoy, te voy a comprar una chocolatina»), ni cas-

tigar («o recoges los juguetes o no hay cena», «como me vuelvas a sacar la lengua, te comes todos los guisantes») al niño usando la comida. Los alimentos no son una moneda de cambio, ni deben ser usados para hacerles creer que tienen propiedades mágicas («si comes brócoli, podrás saltar más alto»).

- Cada uno somos diferentes y no por ello somos mejores ni peores, por lo que nunca compares a un niño con otro con frases como «Miguelito se lo ha terminado todo, no como tú» o «Mira qué bien come María».
- Debemos fomentar comer en familia y evitar la presencia de la televisión, los móviles o las tabletas.
- La mesa debe ser un lugar en el que se comparta, se hable, se ría y se disfrute en familia. La comida es lo menos importante.
- Da ejemplo, eres su referente más importante. Si quieres que el niño coma saludable, come saludable tú también. Muéstrale tu motivación y tu entusiasmo por la alimentación sana. Dar ejemplo no es pasearse por delante del niño con unas fresas y decirle, como el que no quiere la cosa y para que te oiga, «qué ricas están estas fresas, con ellas voy a ser mucho más listo». Dar ejemplo es ir al frigorífico a la hora de la merienda, pelarse una zanahoria y comérsela sin decir nada ni hacer ningún gesto fuera de lo normal.
- Ten paciencia. Todos necesitamos tiempo para probar, entender, asimilar y decidir qué nos gusta y de qué forma. Comprende al niño, acéptale y respeta sus decisiones; ayúdale en sus elecciones sin coaccionarle, sé un guía para él.

Aprender a comer es sencillo, solo se necesita motivación para cambiar: mejorar la compra, aprender a leer el etiquetado y cocinar sano. Se basa en la *actitud* y se nutre de las *elecciones*. ¿Cuán saludable quieres que sea la vida de tus hijos?

En el próximo capítulo trataremos el concepto de *rendimiento escolar* y su relación con la inteligencia, abordando los factores que influyen en un mejor rendimiento académico.

> **«Aprender a comer es sencillo, solo se necesita motivación para cambiar. Se basa en la actitud y se nutre de las elecciones».**

3

El rendimiento escolar: más allá de sacar buenas notas

«La inteligencia es la habilidad de tomar y mantener determinada dirección, adaptarse a nuevas situaciones y tener la habilidad para criticar los propios actos».

ALFRED BINET

Concepto de *rendimiento escolar, aprendizaje* y *memoria*

A lo largo del proceso de enseñanza y aprendizaje, el rendimiento escolar constituye una de las magnitudes más importantes, dado que de él dependen en gran medida los resultados académicos y, en muchos casos, el futuro profesional. El análisis del rendimiento escolar no es sencillo, puesto que deben considerarse factores externos (socioeconómicos, programas de estudio, metodologías de enseñanza, nivel de escolaridad) e internos (niveles de pensamiento, estilos de aprendizaje, motivación, personalidad). En este sentido, a pesar de que actualmente el rendimiento escolar se evalúa mediante cifras, es importante tener en cuenta que tanto las habilidades personales como la capacidad de esfuerzo son elementos que van a influir en la obtención de resultados. Sin embargo, poseer ambos aspectos por separado no garantiza el éxito; es necesario desarrollar capacidades cognitivas que permitan manejarlos y complementarlos.

La definición de *rendimiento escolar* es compleja y muy variable según los autores que se consulten. En general, se trata del producto resultante tras un proceso de enseñanza y aprendizaje basado en los logros y conocimientos que el alumno ha adquirido durante este proceso y cómo es capaz de incorporarlos y aplicarlos. Como hemos comentado, este se mide a través de pruebas de evaluación objetivas y cuantitativas —a veces también cualitativas— que tienden a clasificar al estudiante, de forma que va a quedar vinculado a su promoción académica. No obstante, es una forma errónea de enfocar la medida del rendimiento, ya que existen numerosos factores subjetivos, individuales y sociales, de los que hablaremos a lo largo de estas páginas, que no son evaluables con un simple número. Según la institución educativa, la forma de clasificar el rendimiento escolar se divide en cuatro niveles: alto rendimiento, buen rendimiento, bajo rendimiento y fracaso escolar. El alto rendimiento hace referencia a un estudiante que tiene los conocimientos suficientes para obtener promoción; el buen rendimiento indica una tendencia irregular de conocimientos donde se alcanza la promoción pero se requiere un seguimiento pedagógico; el bajo rendimiento señala que no se ha logrado adquirir el conocimiento, por lo que el estudiante ha de repetir la materia y ser reevaluado para poder obtener promoción; el fracaso escolar expresa la ausencia de conocimiento así como el fallo en la construcción de aprendizaje, no pudiendo obtener promoción alguna en la materia.

En el sistema educativo español actual, el rendimiento académico se mide con un valor numérico que va del 0 al 10, obteniéndose a través de la realización de exámenes, trabajos, actividades, observaciones del profesor, todo ello con el objetivo de determinar la calidad y la cantidad del aprendizaje del alumno enmarcada en el contexto docente.

El informe PISA (Programa Internacional para la Evaluación de Estudiantes), puesto en marcha por la Organización para la Cooperación y el Desarrollo Económico (OCDE), es un estudio que se realiza de forma trianual y que recopila datos sobre la educación a nivel mundial. En el informe de 2015, el sistema educativo español se sitúa por debajo de la mayoría de los países europeos, no saliendo muy bien parado. En los últimos años, este informe ha evaluado los resultados académicos en ciencias, matemáticas y lengua, cuya tendencia ha bajado ligeramente. Dicho informe indica que se ha observado una relación entre los resultados analizados con el índice social, económico y cultural de los alumnos.

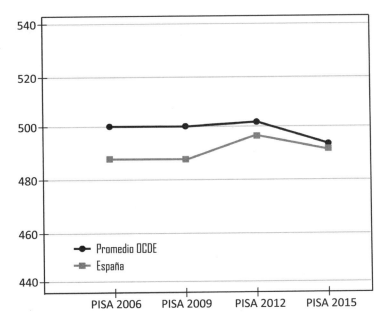

Tendencia de los resultados académicos en ciencias (informe PISA, 2015).

La Real Academia Española (RAE) define *aprendizaje* como la «adquisición del conocimiento de algo por medio del estudio, el ejercicio o la experiencia, en especial de los conocimientos necesarios para aprender algún arte u oficio». En general, aprender significa alcanzar no solo conocimientos sino también habilidades, actitudes y valores, gracias al estudio y a la experiencia previa, que van a permitir modificar la conducta. Todo ello se basa en un proceso común y fundamental que posibilita adquirir nuevos conceptos, necesarios para sobrevivir, desarrollarse y alcanzar cierta independencia: la imitación. Ese es el motivo por el cual el ejemplo, sea en el ámbito que sea, es la mejor educación que podemos dar a los niños. El proceso de aprendizaje puede realizarse de diversas formas, atendiendo a los tres tipos de aprendizaje principales:

- Aprendizaje repetitivo: cuando se memoriza la información aunque no se comprenda ni se enlace con otros conocimientos anteriores.
- Aprendizaje por descubrimiento: cuando los contenidos no se estudian, sino que se ordenan en la mente adaptándolos al esquema cognitivo de cada persona.

- Aprendizaje significativo: cuando se vinculan los conocimientos previos con los nuevos, otorgándoles cierta coherencia acorde a la estructura cognitiva.

Existen muchas teorías sobre el aprendizaje basadas en cómo accedemos al conocimiento y con qué finalidad. Todas ellas tratan de dar respuesta a la forma en que se aprenden nuevos conceptos, y en base a ellas se explican los tres procesos de aprendizaje anteriores. Entre las vías del aprendizaje podemos destacar la empirista, en la que se establecen procesos asociativos de forma pasiva, donde el sujeto recibe la información por los sentidos; y la europea, en la que el sujeto participa activamente en la construcción del aprendizaje, utilizando las herramientas de que dispone.

La tarea de educar es compleja, pues no se limita a transmitir conocimientos, sino a «transmitir principios y formas de actuar, ayudar a desarrollar capacidades», según Óscar González, maestro y creador de la Escuela de Padres con Talento, en su libro *Escuela de padres* (2016), donde se pueden encontrar varias citas y acepciones de lo que significa *educar*.

Por su parte, la memoria es la «capacidad de recordar en el presente lo vivido o aprendido en el pasado» (Fernando Alberca, 2011). Por tanto, no solo es importante adquirir los conocimientos y guardarlos, sino hacerlo de la forma más apropiada y en el lugar adecuado. El proceso de memorizar se adquiere con la experiencia, es decir, que no se nace con ello, sino que depende de lo que se utilice y se practique. Y es una parte muy importante del aprendizaje y del rendimiento escolar. Existen varios tipos de memoria: consciente, inconsciente, inmediata, a corto plazo, a largo plazo, repetitiva y comprensiva.

Uno de los aspectos que más se han estudiado en los últimos años es la influencia de las emociones en el proceso de memorización y aprendizaje. Aprendemos por emociones, y los recuerdos más arraigados e intensos suelen estar ligados a una emoción, bien sea positiva o negativa. De esta forma, las emociones positivas logran aprendizajes significativos mientras que las emociones negativas consiguen la huida hacia otra disciplina diferente. Esto significa que no por insistir más en que los niños estudien una carrera o hagan algo determinado, conseguiremos que lo lleven a cabo, pues si lo asocian a emociones negativas es probable que decidan hacer otra cosa. En las situaciones en las que hay un entorno que estimula las emociones, la información que se recibe es sensorial, por lo que se procesa primero por el sistema límbico (cerebro ancestral o emocional) y luego por la corteza cerebral (procesos cognitivos), lo que explica que las funciones intelectuales como la memoria, los pensamientos, la atención o la conducta estén influenciadas por los recuerdos, las sensaciones o las vivencias (es decir, por las emociones). De esta forma, el proceso de aprendizaje implica no solo un proceso racional, sino también emocional. Como dice el neuropsicólogo Álvaro Bilbao (2015), «casi todos queremos para nuestros hijos que se sientan seguros, que tengan confianza y que se sientan felices. Ayudarles a conectar la parte emocional del cerebro con la parte racional es, posiblemente, una de las mejores estrategias para lograrlo».

Aspectos como la motivación, el interés, la concentración, la actitud, el descanso, la alimentación, la salud emocional y la planificación son fundamentales para favorecer la memoria a corto y largo plazo, y con ello mejorar el aprendizaje y el rendimiento académico.

Relación entre inteligencia y rendimiento escolar

¿Ser más listo asegura tener un mayor rendimiento escolar? No es del todo así. Siempre se ha asociado la cognición con el aprendizaje, sin embargo, los estudios más recientes no parecen apuntar a que todo dependa de la inteligencia. Es cierto que los test de inteligencia son muy relevantes y complementan los métodos de evaluación de los programas educativos; no obstante, existen otros factores, como la personalidad o la motivación (factores que están más asociados a niveles de pensamiento más complejos como el pensamiento científico, crítico o creativo), que también contribuyen al rendimiento académico.

La inteligencia es la habilidad cognitiva de pensar, aprender, analizar y comprender la información que llega del exterior y saber aplicarla para resolver los problemas cotidianos con más o menos agilidad. En el ámbito escolar, la inteligencia se ve reflejada tanto en la cantidad de nuevos conceptos que se adquieren como en la calidad del aprendizaje. Es importante destacar que todos tenemos el mismo intelecto en el momento del nacimiento (a excepción de los que presentan una discapacidad), y esta capacidad intelectual innata se va a desarrollar en mayor o menor medida en función del grado de utilización que se haga de ella, así como de cómo se desarrolle el proceso de aprendizaje.

A pesar de que los test de inteligencia se consideran uno de los mejores predictores del trabajo académico, los estudios apuntan a que no existe una relación tan directa entre la inteligencia y el aprendizaje, y que estas diferencias se acentúan a medida que se avanza en la escolarización. Es decir, durante la infancia la correlación positiva entre inteligencia y rendimiento escolar es más clara, pero a medida que se avanza hacia la adolescencia, se ha observado que dicha correlación disminuye, pues existen otras variables no cognitivas que son relevantes, como el pensamiento creativo, científico y crítico. Así, el entrenamiento del pensamiento científico favorece el desarrollo cognitivo. Todo ello, a su vez, va a depender de las áreas de estudio analizadas y de las aptitudes cognitivas propias de cada niño.

Ya en 1983, Howard Gardner advertía que el cociente intelectual no es la única forma de inteligencia, sino que puede haber hasta ocho tipos de inteligencia diferentes, que describió en su *Teoría de las inteligencias múltiples*, como contraposición a la idea de una única inteligencia. Según esta teoría, conocer la inteligencia de una persona no radica exclusivamente en la inteligencia académica, ya que esta no es un factor determinante. Así, que un niño tenga mejores calificaciones académicas y otro tenga mayores habilidades sociales no implica que el primero tenga mayor inteligencia, sino que cada uno ha desarrollado un tipo de inteligencia distinto entre los ocho tipos que Gardner describió.

- *Inteligencia lógico-matemática.* Capacidad de razonar y resolver problemas matemáticos de forma rápida. Los test de inteligencia se basan en este tipo de inteligencia. Suele predominar en matemáticos, ingenieros, académicos o científicos.
- *Inteligencia lingüística.* Capacidad de dominar el lenguaje y comunicarse (de forma oral, escrita, gestual, etc.). Este tipo de inteligencia suele estar muy dominada por los políticos, periodistas o escritores.
- *Inteligencia espacial.* Capacidad de observación desde distintas perspectivas, creando imágenes mentales. Destacan aquí los artistas (pintores, diseñadores, fotógrafos, etc.) y profesiones creativas.
- *Inteligencia musical.* Capacidad de interpretar y componer música. Corresponde sobre todo a los músicos.
- *Inteligencia cinestésica y corporal.* Capacidad de expresar sentimientos a través del cuerpo. Este tipo de inteligencia suele predominar en actores o bailarines.

- *Inteligencia intrapersonal.* Capacidad para comprender y controlar los propios sentimientos y emociones, así como reflexionar sobre ellos.
- *Inteligencia interpersonal.* Capacidad para detectar e interpretar las circunstancias de los demás, pudiendo empatizar con otras personas.
- *Inteligencia naturalista.* Capacidad de detectar y distinguir aspectos asociados a la naturaleza (animales, geografía, clima), siendo esencial para la supervivencia de la especie.

Todos poseemos en parte los ocho tipos de inteligencia, aunque en cada persona hay alguna o algunas que destacan por encima de las demás. En la educación actual, el enfoque se centra en desarrollar y evaluar la inteligencia lingüística y lógico-matemática, por lo que se está dejando de lado la educación de forma plena, impidiendo que los niños desarrollen todas sus potencialidades y limitando el desarrollo cognitivo de los tipos de inteligencia predominantes en cada uno.

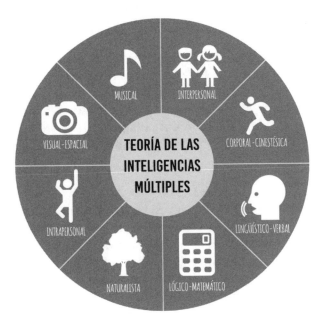

Adaptado de Howard Gardner, 1983.

Por lo tanto, se puede tener una buena capacidad intelectual y buenas aptitudes pero no obtener resultados exitosos en el rendimiento académico, o viceversa, dado que este es un factor multifactorial que no depende exclusivamente de un único tipo de inteligencia ni exclusivamente de ella, sino de gran variedad de factores que inciden en la capacidad cognitiva, como pueden ser aspectos genéticos (la herencia genética puede afectar al coeficiente intelectual), los factores biológicos (una mayor conexión sináptica entre las neuronas en los primeros meses de vida puede favorecer la inteligencia y la capacidad de almacenaje de conocimiento) o factores ambientales (situaciones que estimulan o que limitan el desarrollo cognitivo y las aptitudes intelectuales).

Dimensiones como la actitud ante los estudios, la organización, el disfrute y el esfuerzo por entender están asociados a los procesos cognitivos, al nivel de aprendizaje y al rendimiento académico.

Factores personales que influyen en el rendimiento escolar

Como hemos comentado, la inteligencia no es el único factor relacionado con el rendimiento escolar, pues existen otros muchos factores individuales y personales que influyen en el éxito académico, como por ejemplo el tipo de colegio al que se vaya, el profesorado que se tenga, la situación familiar o el entorno sociocultural. Además de estos factores externos, es fundamental tener en cuenta otras circunstancias intrínsecas del niño como pueden ser las aptitudes personales, el conocimiento previo, la motivación para el aprendizaje y otros factores de riesgo. A continuación, veremos algunos de ellos por separado.

Aptitudes personales

La aptitud se diferencia de la actitud en que la primera es la capacidad de actuar con competencias en una determinada actividad. En el ámbito del rendimiento escolar, la aptitud se asocia al nivel cognitivo o a la capacidad intelectual, aunque la aptitud no se centra exclusivamente en las habilidades intelectuales, sino que va mucho más allá. De esta forma, las aptitudes personales de cada niño pueden influir en el rendimiento escolar y el aprendizaje, principalmente en estos tres tipos:

- Aptitud cognitiva. Hace referencia a las habilidades intelectuales y a los conocimientos previos que tiene el alumno y de los que parte.

- Aptitud afectiva. Engloba aspectos como la personalidad, la autoestima y la motivación, y son modificables por el entorno. Se ha visto que la autoestima tiene una influencia positiva sobre el rendimiento académico y el aprendizaje.
- Aptitud conativa. Alude a la voluntad y control por aprender, teniendo conocimiento de qué estilo cognitivo predomina en cada uno y utilizándolo a la hora de desarrollar competencias de aprendizaje. Por ejemplo, hay niños que necesitan repasar justo antes del examen, otros más ordenados a la hora de explicar conceptos y otros que necesitan ajustarse a un tiempo concreto para llevar a cabo una actividad.

Por todo ello, las aptitudes no se limitan al nivel cognitivo del niño, sino que, además, se ven influenciadas por el entorno que le rodea, donde padres, familia y educadores tienen un gran trabajo.

Conocimiento previo

La teoría constructivista del aprendizaje da por hecho que la mente de los niños, cuando inician el periodo escolar, no parte de cero, sino que la construcción de los conceptos que se van a adquirir se realiza sobre una base de significado que se ha ido construyendo previamente, y es esto lo que le permite continuar aprendiendo y generando nuevos significados. Muy ligado a esta teoría se encuentra el concepto de *aprendizaje significativo*, que establece que para que un aprendizaje sea significativo es necesario tener en cuenta los conceptos que ya se tienen, así como su interacción con la nueva información. Es decir, crear nuevo material a partir de las ideas preexistentes.

Los elementos básicos que van a determinar el estado inicial del que parte el niño son tres:

1. Disposición del niño al aprendizaje. Depende de factores internos del niño como la autoestima, el equilibrio interior, las experiencias propias o la capacidad de esfuerzo. Muestra el interés, el ánimo y las expectativas que tiene el niño por aprender.
2. Estrategias generales, tanto innatas (inteligencia, razonamiento, equilibrio motriz, memoria) como adquiridas (lenguaje, reflexión, organización, lectoescritura), para llevar a cabo el proceso de adquisición de nuevos conocimientos.

3. Conocimientos previos. Ideas que se poseen antes de incorporar nuevos conceptos y que están relacionadas con lo que se va a aprender. Se trata, pues, de construir un nuevo concepto en base a la incorporación de contenidos a la estructura mental que tiene el niño. Por consiguiente, no partir de la nada, sino del establecimiento de contactos entre lo previo y lo nuevo.

Esto nada tiene que ver con el aprendizaje basado exclusivamente en las técnicas de memoria, pues en este caso el alumno atribuye un primer nivel de significado al nuevo contenido para iniciar el proceso educativo, sin necesidad de memorizar.

Motivación para aprender

Se define como motivación al conjunto de procesos implicados en la activación, la dirección y la persistencia de la conducta. Es decir, el motor que mueve el comportamiento y que permite que se produzcan cambios a cualquier nivel, incluyendo el escolar. La motivación es la única capaz de generar procesos de cambio, permitiendo poner en marcha determinadas acciones y pautas, superándonos a nosotros mismos cuando pensamos que ya no es posible. Decirle a un niño lo bueno que sería para él estudiar música no logrará que le guste ni le hará iniciar conductas para el aprendizaje de violín, a no ser que tenga suficiente motivación para ello. Y, a ser posible, que esta motivación sea intrínseca. La motivación parece tener un efecto importante sobre la forma de pensar y, en consecuencia, sobre el aprendizaje, por lo que en función del tipo e intensidad motivacional que se tenga, las consecuencias para el aprendizaje pueden ser muy distintas. Un estudiante muy motivado es posible que decida por sí mismo realizar actividades por interés y curiosidad, mostrando una mayor disposición al esfuerzo mental que supone el proceso de aprendizaje. Por el contrario, un enfoque superficial o una motivación inadecuada repercuten negativamente en los resultados académicos.

Quizá sus habilidades y tipos de inteligencia sean mejores para desarrollar otras capacidades y actividades. A veces, sin darnos cuenta, decidimos por ellos sin pensar qué les gusta, dónde se sienten más cómodos, o en qué destacan. Debemos dejar que sean los niños los que decidan en función de su motivación y los resultados relacionados con el aprendizaje mejorarán significativamente. ¿Por qué apuntamos a nuestro hijo a clases extra de matemáticas cuando probablemente lo que se le dé mejor sea la música o el diseño artístico? En este caso, el modelo educativo tiene mucho que ver, pues debería estar destinado a potenciar las capacidades y motivaciones propias de cada niño, dirigiéndolas a metas concretas en las que destacaría mucho más.

ACTIVIDAD

ANALIZA QUÉ ASPECTOS CREES QUE MOTIVAN A TU HIJO O ALUMNO A LLEVAR A CABO UN CAMBIO EN UN PROCESO DE APRENDIZAJE. HAZTE LAS SIGUIENTES PREGUNTAS ANTES DE RESPONDER:

1. ¿Para qué querría el niño estudiar esa carrera?
2. ¿Para qué apuntas a tu hijo a fútbol?
3. ¿Lo haces porque era lo que te gustaba a ti de pequeño o porque has visto en él capacidades para ello?

Desarrollo cognitivo de los niños

Los seis primeros años de vida del niño son determinantes en el desarrollo cognitivo, puesto que es cuando el cerebro realiza la mayor parte de su crecimiento, llevando a cabo el desarrollo integral de todas sus potencialidades. En el momento del nacimiento, el cerebro del bebé mide 35 cm de perímetro, tamaño que se incrementa en 15 cm a los dos años de edad (50 cm), siendo a los veinte años solo 5 cm mayor (55 cm). Es decir, en los dos primeros años de vida el cerebro aumenta tres veces más de tamaño que en los siguientes dieciocho. En estos seis primeros años es como una esponja, por lo que el cerebro en esta etapa tiene un potencial que no tendrá nunca más en su vida. Es el momento en el que se asientan las bases neurológicas del desarrollo emocional (autoestima, confianza) e intelectual (forma de aprender, de pensar o de recordar).

«Los seis primeros años de vida del niño son determinantes en el desarrollo cognitivo».

El desarrollo cerebral del niño tiene un gran potencial que debe ser utilizado para ir más allá de la mera supervivencia, pudiendo alcanzar un desarrollo personal completo desde el punto de vista del bienestar físico y emocional. Ayudar al niño a que desarrolle de forma adecuada su cerebro le va a permitir no solo convertirse en un niño (y adulto) feliz, sino también a ser capaz de transmitir su conocimiento a los demás, ayudándole asimismo a mantener relaciones más sanas en el futuro. Para ello, es importante aprender a integrar las diferentes partes del cerebro.

En los niños, el hemisferio derecho del cerebro, el emocional, predomina sobre el izquierdo, el lógico, de forma que ante cualquier situación crítica (por ejemplo, que se enfade porque ha perdido su juguete favorito) debemos tratar primero de conectar con ellos emocionalmente y luego tratar de explicarles qué ha pasado (para darle sentido a la experiencia vivida) y dar las lecciones que consideremos oportunas. De esta forma conectamos el cerebro emocional con el lógico. Por otro lado, el cerebro superior (racional) apenas está desarrollado en los niños (comienza a hacerlo en la niñez y adolescencia y no se completa hasta la adultez) mientras que el cerebro inferior (irracional) es el que predomina. Eso explica las reacciones de los niños ante cualquier dilema que para nosotros puede resultar insignificante. Para conectar ambos cerebros es fundamental evitar potenciar el cerebro inferior ante momentos de crisis. Por ejemplo, si el niño se enrabieta y grita porque no le gusta el vaso que le has elegido, tratar de explicarle que todos los vasos tienen la misma función independientemente del color no va a funcionar, y tampoco le hará estimular la parte irracional, gritando tú también. Trata primero de que se calme y luego ejercita la parte racional, dejando que decida el color, por ejemplo, y una vez esté tranquilo dándole las explicaciones que consideres, ayudando a controlar la parte más irracional y a conectarla con la racional. El movimiento del cuerpo (ponerse a bailar o a saltar, por ejemplo) también activan el cerebro superior. Por último, también es crucial ejercitar la memoria del niño, para lo cual no hay mejor forma que practicando mediante juegos que la potencien.

Según Jean Piaget, existen cuatro etapas evolutivas en el desarrollo psicológico y cognitivo del niño, todas ellas relacionadas entre sí e integradas en el proceso de crecimiento:

1. Pensamiento sensorial y motor (de 0 a 2 años). Básicamente es el momento en que se utilizan los sentidos y la capacidad

motora. El niño se relaciona con su entorno a través de los sentidos y de la acción, centrándose en el momento presente y adquiriendo hábitos, lo que permite la aparición de esquemas mentales. Aparece una relación entre la acción y los resultados (si toco la campana, esta suena), lo que lleva a que el niño explore y finalmente elabore acciones intencionadas.

2. Pensamiento preoperacional (de 2 a 7 años). Se basa en el comportamiento emocional y social. En esta etapa se utilizan símbolos para representar, lo que potencia el desarrollo de la representación y la simbología. El lenguaje se consolida en este periodo.

3. Pensamiento de operaciones concretas (de 7 a 12 años). Se desarrolla el pensamiento más complejo: la lógica y el razonamiento.

4. Pensamiento formal y abstracto (a partir de los 12 años). Se comienza a utilizar el razonamiento lógico deductivo, se formulan hipótesis y la capacidad de buscar explicaciones aumenta.

Los niños, sobre todo los bebés, tienen una capacidad innata y brutal de absorber datos sin esfuerzo (capacidad que va disminuyendo con la edad, por desgracia), lo cual los dota de conocimiento. Esta capacidad aumenta a gran velocidad hasta los seis años de edad, cuando se vuelve estable y comienza a disminuir con los años. Es en este mismo punto, a los seis años, cuando la sabiduría alcanza su punto máximo. Todo ello explica por qué es tan importante el desarrollo cognitivo de los niños hasta esta edad, cuando finaliza el desarrollo significativo del cerebro. Sin embargo, a veces pensamos que esta capacidad puede servir para que el niño adquiera el máximo conocimiento posible y tratamos de que aprenda inglés, matemáticas, música, canto, y mil cosas más. Pensamos que cuanto antes aprendan a leer y escribir, más inteligentes serán (cuando la mejor edad para aprender a escribir es a partir de los seis años). No radica en ello aprovechar el potencial del niño. Se ha demostrado que la clave para lograr un desarrollo cerebral pleno y equilibrado está en la forma en que los padres se relacionan con los hijos: motivando la conducta, buscando alternativas al castigo, estableciendo límites de forma adecuada, fomentando la comunicación, potenciando la atención y la memoria, trabajando el autocontrol, educando la inteligencia y la gestión emocional, desarrollando la creatividad, generando confianza en sí mismos y en los demás y creando un ambiente de bienestar y felicidad. Así es como se alcanza la plenitud en el desarrollo cognitivo, y no siendo el primero de clase que se sabe el abecedario. Deja que los niños se rían, experimenten, piensen por sí mismos, imaginen, creen, jueguen, sueñen, compartan y aprendan por sus propias experiencias. Vamos a tratar de no dirigir sus pensamientos y ayudarles a desarrollar todo su potencial cognitivo y emocional para ser mejores personas, las que ellos quieran ser.

En el próximo capítulo hablaremos de los primeros meses de vida del niño y de cómo desde el embarazo se empiezan a ejercer influencias sobre la futura alimentación del niño y sobre su desarrollo cognitivo.

«Deja que los niños se rían, experimenten, piensen por sí mismos, imaginen, creen, jueguen, sueñen, compartan y aprendan por sus propias experiencias».

4

El éxito comienza en el embarazo

«Si existiera una vacuna con los beneficios
de la lactancia materna, los padres pagarían
lo que fuera por comprarla».

CARLOS GONZÁLEZ

Cómo influye la alimentación de la madre en la futura alimentación del bebé y en su desarrollo cognitivo

El embarazo es una de las etapas más complejas y maravillosas de la vida dado que se desarrolla un ser humano dentro del cuerpo de la mujer, dando lugar a un nuevo miembro de la familia, al que veremos crecer y desarrollarse.

A menudo pensamos en el bebé cuando nazca: ¿le daré el pecho?, ¿cuándo empezará a caminar?, ¿será un niño sano? Sin embargo, no somos conscientes (aunque he de decir que cada día más) de que todo lo que hacemos durante el embarazo afecta de una forma u otra a la salud de bebé desde que está en el útero. Y cuando digo todo es todo: lo que comemos, lo que sentimos, cómo nos relacionamos con él y con el mundo, si estamos más o menos cansadas, si escuchamos una música u otra, si fumamos, si tenemos relaciones sexuales, etc.

Como ya hemos dicho en los primeros capítulos, una alimentación saludable no se basa en comer las cantidades adecuadas de cada nutriente, que en el embarazo aumentan los requerimientos de algunos de ellos (como el ácido fólico o el yodo), sino que se basa mucho más en la calidad de lo que comemos. En este sentido, lo que come la madre durante el embarazo va más allá de aportar nutrientes al bebé.

La placenta es el órgano a través del cual el feto recibe el oxígeno y los nutrientes, que le van a permitir crecer y formar las estructuras y aparatos propios. Del mismo modo que una adecuada alimentación va a permitir que el feto se desarrolle correctamente, disminuya el bajo peso al nacer o se prevengan malformaciones, una mala alimentación también permite que la sal, la nicotina, el alcohol o un exceso de azúcares lleguen al bebé en gestación, con todas las consecuencias que puede ocasionar sobre su salud.

No obstante, quiero señalar que tener una buena alimentación durante el embarazo no va a garantizar la salud de por vida a los hijos, pero lo que es seguro es que una alimentación inapropiada sí tendrá consecuencias negativas sobre el bebé, que pueden ser para siempre. Por ejemplo, aumenta la predisposición a desarrollar enfermedades cardiovasculares y diabetes tipo II, disminuye el coeficiente intelectual y aumenta el riesgo de mortalidad infantil. Por el contrario, alimentarse saludablemente en el embarazo previene la aparición de enfermedades crónicas no transmisibles, disminuye el riesgo de tener un bajo coeficiente intelectual y permite una adecuada formación del sistema nervioso central, del sistema inmunitario y del resto de órganos y aparatos.

El desarrollo fetal es un periodo muy vulnerable donde cualquier cambio ejerce un fuerte impacto sobre el desarrollo del bebé, llegando a producir efectos a largo plazo que pueden alcanzar la vida adulta, pues se produce una reprogramación metabólica que viene determinada por el estado nutricional de la madre, así como por ciertos factores ambientales. En el embarazo existen puntos críticos en el desarrollo cerebral que, si se ven afectados, pueden influir en el desarrollo neural final del niño, alterando estructuras y funciones cerebrales, así como disminuyendo capacidades intelectuales o alterando conductas. En esta línea, se conoce la importancia de ciertos nutrientes como los ácidos grasos poliinsaturados omega-3, el ácido fólico, el yodo o la colina en el desarrollo del sistema nervioso y cognitivo. Los ácidos grasos se incorporan al sistema nervioso central y cumplen importantes funciones como el desarrollo y la diferenciación de neuronas o la sinapsis neuronal. Se ha visto que la suplementación con docosahexaenoico (DHA) —un tipo de ácido graso omega-3— durante la gestación podría favorecer el desarrollo cognitivo, motor y visual del bebé. Hace unos años, la revista *American Journal of Epidemiology* publicó que el consumo elevado de regaliz durante el embarazo se asociaba a un detrimento cognitivo en los niños, resultados que se han confirmado en una publicación de 2017 en la misma revista.

A pesar de que la calidad de los alimentos que se ingieren en el embarazo es fundamental para asegurar un desarrollo correcto del bebé, también la cantidad y la forma en que se come puede afectar a su salud a medio o largo plazo. Se ha observado que una dieta con exceso calórico en la madre gestante (o bien el hecho de que la madre presente obesidad), así como la diabetes gestacional, pueden influir de forma permanente en el riesgo de obesidad y enfermedades metabólicas de su descendencia. Los hijos de madres obesas presentan mayor peso y perímetro de cintura, además de tener un perfil de neurodesarrollo alterado, lo cual afecta a la motricidad, a la cognición y al lenguaje.

En el lado opuesto, la restricción calórica durante el embarazo, es decir, ponerse a dieta o no alcanzar las necesidades nutricionales y energéticas que la madre (y el bebé) necesita, tiene una repercusión negativa sobre el bebé. Un déficit energético induce la formación de cuerpos cetónicos en la madre, cuyo exceso pasará al feto a través de la placenta, pudiendo dañar el sistema nervioso. Además, la restricción calórica materna evita que el feto reciba las cantidades necesarias de ácidos grasos poliinsaturados, que suponen del 15 al 30 % del peso de su cerebro, y son fundamentales para su desarrollo cognitivo y cerebral. Por último, recientemente se ha visto en ratones que una restricción calórica y proteica intrauterina conduce a un mayor riesgo de intolerancias, aumento de la masa grasa e hipercolesterolemia en ratones adultos, debido a la alteración de la metilación y la expresión génica de genes de la placenta asociados a enfermedades crónicas inmunológicas, metabólicas, gastrointestinales, cardiovasculares y neurológicas.

Por otro lado, los alimentos que consume la madre van a contribuir a las preferencias alimentarias del niño. La capacidad de elegir alimentos dulces y rechazar los amargos, como mecanismo de supervivencia y defensa, respectivamente, es innata al ser humano. Esto se explica porque la leche materna es dulce (por su alto contenido en lactosa) y las potenciales sustancias venenosas de la naturaleza suelen tener un sabor amargo. No obstante, estas tendencias con las que nacemos de forma natural se pueden modificar con unos adecuados hábitos alimentarios de la madre desde la etapa gestacional. Los sistemas sensoriales del gusto y del olfato comienzan a desarrollarse en el segundo mes de embarazo, cuando el feto es capaz de percibir el sabor a través del líquido amniótico, donde se disuelven las sustancias químicas de los aromas. A partir del tercer mes, sus sistemas gustativo y olfativo son completamente activos, momento en que empieza a familiarizarse con los sabores y olores de los alimentos que le llegan a través de lo que su madre come. Toda esta información, captada por los receptores olfativos y gustativos, es enviada al cerebro, iniciándose la memorización de los olores y los sabores, que se mantendrá durante muchos años. Esto significa que las preferencias en cuanto a sabores se empiezan a establecer durante el desarrollo, de modo que es mucho más probable que un niño coma más variedad de alimentos en su infancia si la madre los ha consumido durante el embarazo. Se ha demostrado, además, que el marco alimentario establecido en la gestación puede persistir durante varios años, lo que sugiere que la alimentación de la madre podría establecer hábitos alimentarios a largo plazo en el niño, aspecto que se mantiene también durante la lactancia materna.

«Es mucho más probable que un niño coma más variedad de alimentos en su infancia si la madre los ha consumido durante el embarazo».

Por tanto, las elecciones alimentarias que se realizan durante el periodo de embarazo influyen sobre la tolerancia a diferentes alimentos en la niñez, favoreciendo que el niño tenga mejores preferencias alimentarias y que sea más propenso a probar nuevos platos. Como consecuencia, cuanto más variada, equilibrada y saludable sea la alimentación de la madre, mejores hábitos alimentarios se instaurarán en el bebé a corto y medio plazo.

Lactancia materna y mejora cognitiva: mucho más que leche

La Organización Mundial de la Salud recomienda lactancia materna exclusiva hasta los seis meses y junto a la alimentación complementaria hasta los dos años, o hasta que la madre y el niño quieran. La ciencia ha puesto de manifiesto que la leche materna es el alimento óptimo para los bebés hasta los seis meses de edad. No hay ningún alimento tan completo e imprescindible como este. La leche materna aporta la cantidad total de nutrientes y energía que requiere el bebé hasta los seis meses, la mitad de sus necesidades hasta el primer año de vida, y un tercio en el segundo año. La manera más indicada de poder establecer y mantener la lactancia materna exclusiva es tratar de iniciarla en la primera hora de vida del bebé, que sea realmente exclusiva (es decir, que no se le dé al bebé ninguna otra cosa, ni siquiera agua), que sea a demanda (o, lo que es lo mismo, cuando el bebé quiera y en la cantidad que quiera, independientemente del tiempo que haya pasado desde la última toma) y que no se utilicen biberones ni chupetes (pues la forma de succión es diferente y puede perjudicar el establecimiento de la lactancia materna). Los beneficios de la lactancia materna para la madre son bien conocidos, y entre ellos se encuentran el menor riesgo de pérdida de sangre en el posparto, ayudar a espaciar los embarazos, facilitar la pérdida de peso tras el parto, la disminución del riesgo de cáncer de mama y ovario en la madre, ser un sistema más económico (se ahorran hasta mil euros anuales y nunca tiras las sobras), es limpio (no tienes que esterilizar) y práctico (llevas la comida siempre contigo a la temperatura ideal y no tienes que ir cargada con un montón de artilugios cada vez que sales a la calle), no supone riesgos para el medioambiente y es una forma de alimentación segura.

En el caso del bebé, la leche materna, rica en anticuerpos además de nutrientes, le protege de enfermedades infecciosas y crónicas, disminuye el número de casos de mortalidad por diarrea o neumonía, favorece la recuperación de las enfermedades propias de la infancia, fomenta el desarrollo cognitivo (como veremos más adelante), disminuye la propensión a alergias e infecciones, favorece el desarrollo correcto de la mandíbula, previene el riesgo de diabetes, obesidad, síndrome de muerte súbita del lactante y caries dental, y además permite la adaptación y el reconocimiento de sabores (pues su sabor se ve modificado ligeramente en función de lo que la madre coma).

Aparte de todos los beneficios a nivel poblacional que ha demostrado tener la lactancia materna tanto en la madre como en el bebé, el más importante es el vínculo que se establece entre ambos, que cubre necesidades de proximidad y seguridad, favoreciendo la autoestima del niño y su relación con la madre. Hay que vivirlo como una experiencia que va mucho más allá del mero hecho de dar de comer. Prácticamente todas las mujeres pueden dar el pecho, estamos programadas para ello de forma natural. Sin embargo, disponer de buena información, tenerlo claro y gozar de apoyo social y familiar es fundamental, pues hay muchos momentos de boicot a nuestro alrededor. Está la enfermera (lo digo en femenino porque son mayoría, pero también los hay *ellos*), que antes de que puedas ofrecer el pecho a tu bebé te está enchufando una «ayudita», la visita que te dice cada dos minutos que el niño llora porque tiene hambre o no come lo suficiente (no porque acaba de pasar por un proceso traumático en el que de repente le han colocado en un lugar que no conoce y donde no está calentito y aislado del ruido como estaba, o simplemente porque necesita el calor de los brazos de sus padres), el anuncio de televisión que te explica que no eres buena madre si no das fórmula a tu hijo porque está enriquecida, los que te miran mal cuando te sacas el pecho en un parque para dar de comer a tu bebé (pero no si le estás dando un biberón de manzanilla o de leche de crecimiento con miel o cacao). En fin, que una tiene que tenerlo claro y obviar todos los comentarios que haya a su alrededor. Muchas veces, puede resultar más complicado de lo que una pensaba —los bebés no nacen con libro de instrucciones—, para lo cual podemos acudir a los asesores de lactancia o a herramientas como la *Estrategia mundial para la alimentación del lactante y del niño*, que describe las intervenciones principales para apoyar y fomentar la lactancia materna exclusiva.

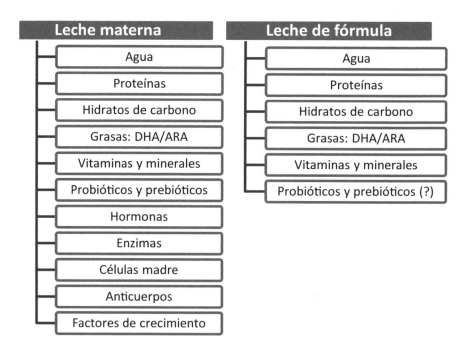

Leche materna	Leche de fórmula
Agua	Agua
Proteínas	Proteínas
Hidratos de carbono	Hidratos de carbono
Grasas: DHA/ARA	Grasas: DHA/ARA
Vitaminas y minerales	Vitaminas y minerales
Probióticos y prebióticos	Probióticos y prebióticos (?)
Hormonas	
Enzimas	
Células madre	
Anticuerpos	
Factores de crecimiento	

Evidentemente la decisión de dar el pecho es muy personal, y no siempre se quiere o se puede —aunque esta última circunstancia es mucho menos frecuente de lo que se piensa—, por lo que hay que optar por preparados de fórmula que tratan, cada día más, de asemejarse a la leche materna, aunque distan bastante de su composición. Y no por darles leche de fórmula debemos sentirnos malas madres. La principal diferencia entre la leche materna y la de fórmula es que la primera aporta anticuerpos y otros elementos no nutritivos puramente dichos (enzimas, hormonas, factores de crecimiento, células madre) y la segunda no.

	Energía (kcal)	Proteínas (g)	Hidratos de carbono (g)	Grasas (g)	Calcio (mg)	Sodio (mg)	Potasio (mg)	Hierro (mg)
Leche materna	700	10,3	69	44	320	7,4	13	0,3
Leche de fórmula	670	14,7	75	35	520	7,8	18,5	12

Contenido de la leche materna y valores medios de las fórmulas infantiles por litro (adaptado de Krause, 2012).

Aunque es cierto que los distintos tipos de leche de fórmula están intentando parecerse cada vez más a la leche materna, resulta una tarea algo complicada. Por un lado, algunos de los elementos presentes de forma natural en la leche materna son difíciles de imitar en el laboratorio (hormonas, anticuerpos, enzimas), no tanto en su estructura química sino en su funcionalidad. En este sentido, muchos de los preparados infantiles están enriquecidos con algunas de estas sustancias, como por ejemplo probióticos y prebióticos, de los que hablaremos en el próximo capítulo. Por otro lado, la composición nutricional no es del todo igual: las fórmulas infantiles contienen mayor cantidad media de proteínas e hidratos de carbono (y estos, además, suelen ser de rápida absorción), además de que sus niveles de calcio y hierro, principalmente, son muy superiores a los de la leche materna. En el caso del hierro, se añade de forma injustificada, dado que los bebés nacen con reservas de hierro que suelen durar hasta los seis meses, aproximadamente, uno de los motivos por los que se recomienda iniciar la alimentación complementaria a esta edad. Por último, la estructura de algunos nutrientes, como es el caso de los ácidos grasos, es diferente entre ambas leches. Por ejemplo, el 70 % de los ácidos grasos de la leche materna, como el palmítico, están en posición β, mientras que en los preparados de fórmula normalmente suelen estar en posición α, y solo en algunos de ellos el ácido palmítico se encuentra en posición β.

Los ácidos grasos en posición β se absorben más fácilmente ya que forman micelas con las sales biliares, mientras que los ácidos grasos libres suelen unirse al calcio, formando estructuras insolubles que se eliminan por las heces.

> **«Los bebés que se alimentan con leche materna presentan mayores puntuaciones en los test de desarrollo cognitivo en su infancia que los que se alimentan con leche de fórmula».**

La relación entre la lactancia materna y el desarrollo cognitivo de los niños se ha estudiado en los últimos años a través de observaciones que se realizaban comparando los efectos entre la lactancia materna y la de fórmula. Según dichas investigaciones, que se han llevado a cabo mediante pruebas cognitivas apoyadas con imágenes de resonancia magnética, los bebés que se alimentan con leche materna presentan mayores puntuaciones en los test de desarrollo cognitivo en su infancia que los que se alimentan con leche de fórmula. Esta relación es mayor aún en bebés que han nacido de forma prematura. En este sentido, parece que la lactancia materna favorece el desarrollo cognitivo al incrementar el volumen cerebral y el grosor de la corteza, regiones asociadas a la inteligencia, la planificación, el lenguaje y la función social y emocional. Al examinar la presencia de mielina (una lipoproteína que protege a los axones de las neuronas de la materia blanca y permite que el impulso eléctrico se transmita), se ha observado que en los niños de más de dos años que habían tomado lactancia materna exclusiva hasta los seis meses la cantidad de mielina era del 30 %, mientras que en los niños que habían sido alimentados con leche de fórmula la cantidad de mielina era del 20 %. Pero no solo el hecho de haber dado el pecho induce estas diferencias en la infancia y la adolescencia, sino que también es importante el inicio de la lactancia, así como su duración. La lactancia materna prolongada y exclusiva, respecto al uso de fórmulas, está relacionada con un mayor rendimiento, capacidad y control motor y percepción visual. Por su parte, la edad de inicio de la alimentación complementaria ejerce un efecto sobre el coeficiente intelectual de los niños mediante una relación inversa. Es decir, cuanto antes se inicia la alimentación complementaria, menor puntuación se obtiene en los test de coeficiente intelectual. Esto parece estar asociado también al tipo de comida que se comienza a dar al bebé, de forma que las puntuaciones son mejores si la alimentación complementaria se basa en frutas, verduras y guisos tradicionales. En general, no es que los niños sin lactancia materna tengan malas puntuaciones, sino que las de los amamantados son mayores.

> *«La lactancia materna prolongada y exclusiva, respecto al uso de fórmulas, está relacionada con un mayor rendimiento, capacidad y control motor y percepción visual».*

Uno de los motivos que podrían explicar la relación entre el tipo de lactancia y el desarrollo cognitivo es la presencia de ácidos grasos poliinsaturados omega-3 en la leche materna. Los lípidos presentes en las fórmulas infantiles deben contener ácidos grasos esenciales, como el linoleico (omega-6) y el alfa-linolénico (omega-3). Muchas de ellas han empezado a introducir cantidades similares (al menos un 0,2 % del total de ácidos grasos como DHA y un 0,35 % de ácido araquidónico) de ácidos grasos poliinsaturados de cadena larga a las de la leche materna, como el ácido araquidónico o el docosahexaenoico (DHA), que son derivados de los esenciales. Esto se explica porque se había observado que los niños alimentados con fórmula tenían menor cantidad de ácido araquidónico y de DHA en el plasma y en la corteza cerebral que los que tomaban el pecho, a pesar de que los lactantes son capaces de producir ambos ácidos grasos a partir de los ácidos grasos esenciales, que son sus precursores. Los estudios más recientes indican que el efecto de los ácidos grasos omega-3 (sobre todo el DHA) sobre el crecimiento, el desarrollo psicomotor, la función visual y el desarrollo cognitivo es significativo. Esto no significa que haya que comprar alimentos suplementados con DHA, como veremos en el capítulo 7. De esta forma, y como ligero adelanto, no hay estudios sólidos que puedan concretar que las leches infantiles suplementadas con ácidos grasos poliinsaturados de cadena larga confieran beneficios a largo plazo sobre el desarrollo cognitivo.

Además de la composición de la leche materna y del tiempo de amamantamiento, hay otros factores relacionados con una mejora en el desarrollo cognitivo de los niños durante el periodo de lactancia. Por ejemplo, se ha visto que el nivel de estimulación intelectual de la familia y el entorno ejerce un importante efecto en el coeficiente de inteligencia del niño. Por su parte, el tipo de parto se relaciona de forma inversa con el desarrollo neuronal, de forma que un parto rápido, donde no hay sufrimiento ni hipoxia, favorece mejores resultados en el coeficiente intelectual del niño que si este ha nacido por cesárea. Posiblemente esto se deba a que, en el parto natural, la lactancia materna se inicia más rápidamente y hay menos complicaciones. También se ha asociado el consumo de tabaco con un menor grado de desarrollo cognitivo, lo cual se explica porque la prevalencia de lactancia materna es menor en mujeres lactantes que fuman, tanto en duración como en elección. Es importante destacar que, aunque los estudios apuntan a que la lactancia materna favorece el desarrollo cognitivo del niño, sería interesante realizar más estudios en los que se tengan en cuenta todos los posibles factores de confusión que puedan estar relacionados y afectar de forma indirecta a la capacidad intelectual.

En el próximo capítulo abordaremos la relevancia que está tomando la flora intestinal y cómo los estudios más recientes establecen asociaciones entre el tipo de bacterias que conviven en nuestro intestino y el rendimiento académico.

5

La flora intestinal: si las bacterias hablasen

> «Nosotros somos el eslabón perdido, tanto tiempo buscado, entre el animal y el hombre auténticamente humano».
>
> Konrad Lorenz

¿Qué es la flora intestinal o microbiota?

Aunque pensábamos lo contrario, somos mucho más que humanos. Resulta que hace relativamente pocos años se ha empezado a hablar de la microbiota intestinal, o también llamada flora intestinal, que hace referencia a una serie de microorganismos que conviven con nosotros en el intestino. Inicialmente no parecían tener mucha importancia, y, sin embargo, con el transcurso de las investigaciones se ha visto que tienen una gran trascendencia en nuestra salud. Tanta, que resulta que somos más bacterias que humanos, pues nuestro organismo alberga diez veces más células bacterianas que células humanas, y su microbioma (el conjunto de genes de las bacterias que forman la flora intestinal) es cien veces más grande que el genoma humano (compuesto por unos 25.000 genes). La mayor parte de estas bacterias no son perjudiciales para la salud, sino que, de hecho, muchas son beneficiosas, como veremos más adelante. Así, ya se está hablando de la microbiota intestinal como un órgano más, con su estructura y cometido, tal como si fuera un hígado o un páncreas. Con estos datos en la mano, quizá sería interesante prestar algo más de atención a esos «bichitos» que coexisten con nosotros, pues sus funciones son más importantes de lo que pensamos.

«Nuestro organismo alberga diez veces más células bacterianas que células humanas».

Aunque este tema parezca novedoso, ya se empezaba a hablar de la flora intestinal a principios del siglo XX, cuando Iliá Méchnikov, investigador del Instituto Pasteur, comenzó a trabajar en envejecimiento, inmunidad e inflamación, en relación con la fagocitosis, un mecanismo por el que unas células ingieren sustancias nocivas para el organismo con el objetivo de evitar infecciones. Méchnikov observó que la atrofia senil del cuerpo podía explicarse, por un lado, por la fagocitosis de los propios tejidos, lo que parecía ser la causa inicial de las enfermedades autoinmunes, y, por otro lado, por la intoxicación producida por la presencia de microbios en el intestino. La teoría de Méchnikov apuntaba a que la alimentación y el estilo de vida podían evitar dicha intoxicación, por lo que dedicó el resto de su carrera investigadora a estudiar la flora intestinal y los tejidos que más se ven afectados en el envejecimiento, otorgando al intestino un papel fundamental en la vejez. En 1908 publicó sus estudios sobre la flora intestinal en los *Anales* del Instituto Pasteur, año en que se le otorgó el Premio Nobel, compartido con Paul Ehrlich por sus trabajos, que fueron decisivos en el estudio de la inmunidad.

Como hemos comentado, albergamos más de cien trillones de bacterias, entre las cuales se pueden distinguir más de mil especies diferentes. La presencia o ausencia de estas especies se correlaciona con determinadas enfermedades. A nivel filogenético, el ecosistema intestinal está compuesto por tres tipos de bacterias:

1. Las *Bacteroidetes*, cuyo género incluye los *Bacteroides*. Su abundancia relativa es del 65 %.
2. Las *Firmicutes*, que incluyen otros géneros como *Clostridium* y *Lactobacillus*. Su abundancia relativa es del 23 %.
3. Las *Actinobacterias*, que engloban al género *Bifidobacterium*. Su abundancia relativa es del 5 %.

Se sabe que la flora intestinal es diferente en cada persona, de manera que este ecosistema se puede dividir a su vez en tres tipos de enterotipos —algo así como el grupo sanguíneo—, en función del tipo de bacteria que predomine en cada individuo. Estos resultados han sido elaborados bajo un proyecto denominado MetaHIT y en el que han participado numerosos países, entre ellos España, donde ha sido liderado por Francisco Guarner. En el enterotipo A, las bacterias predominantes son los *Bacteroides* (20-30 %), más asociados a dietas ricas en grasas y proteínas; en el enterotipo B las *Prevotellas* predominan sobre el resto (10-15 %) y es más frecuente en vegetarianos y asiáticos; y el enterotipo C tiene predominio de *Ruminococcus, Staphylococcus* y *Gordonibacter*. Además, existe lo que se conoce como variabilidad o diversidad bacteriana, que hace referencia al grado de tipos de bacterias diferentes que hay en cada individuo, de forma que, aunque predomina un enterotipo, puede haber bacterias de otro tipo. Los tipos de enterotipos que predominan van a condicionar el equilibrio intestinal, es decir que, según sean las bacterias que viven en nuestro intestino, las funciones y efectos serán muy diferentes, pudiendo afectar a cómo se absorben los nutrientes, a la forma de procesar los alimentos e incluso a la manera en que nos defendemos de las infecciones. Desde esta perspectiva, es importante tener en cuenta que existen muchos factores que pueden modificar nuestra flora intestinal. Ciertamente nacemos con una diversidad de células bacterianas concreta —que a su vez viene influida por el embarazo y el parto, como veremos a continuación—, pero, al igual que ocurre con los genes, el hecho de tener dicha diversidad no crea sentencia, sino que podemos modificarla en función de factores externos o ambientales, que podrán o bien beneficiarla o bien perjudicarla, dependiendo de nosotros. De forma muy general, tanto el grado de diversidad (es decir, que haya bacterias diferentes) como el tipo de bacterias va a determinar el estado de salud. Así, los *Firmicutes* se consideran bacterias más perjudiciales mientras que las *Bacteroidetes* tienen efectos más beneficiosos.

«*Tanto el grado de diversidad (es decir, que haya bacterias diferentes) como el tipo de bacterias va a determinar el estado de salud*».

Como comentábamos, y a pesar de que hasta hace poco se pensaba que el útero era un lugar aséptico donde el bebé permanecía estéril hasta su nacimiento, esto ya no es así. Se sabe que parte de la flora de la madre pasa al sistema digestivo del feto durante el embarazo, iniciando el establecimiento de la flora intestinal del bebé, por lo que el tipo de bacterias que tenga la madre y los hábitos que mantenga durante el embarazo serán cruciales en las primeras etapas del desarrollo del bebé. Además, la duración del embarazo, el tipo de parto y el tipo de lactancia van a determinar la diversidad bacteriana, y esto va a afectar a su maduración (en el momento del nacimiento, la flora intestinal no es madura). En los primeros años de vida, las bacterias predominantes son las *Bifidobacterias* y *Enterococcus*, y posteriormente irán cambiando en función de factores como la alimentación, el entorno o el uso de antibióticos, aumentando su diversidad y complejidad hasta la edad adulta, cuando predominan las *Bacteroides* y *Firmicutes*.

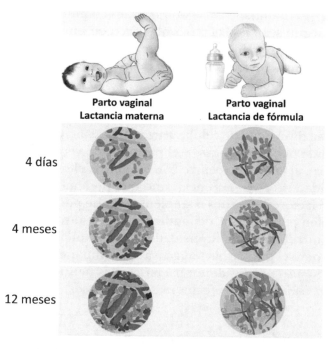

(Traducido y modificado de Bäckhed F., et al., 2015.)

El tipo de parto también va a condicionar la microbiota del recién nacido. Este segundo contacto con el mundo bacteriano es crucial para evitar que entren bacterias del entorno poco adecuadas para el bebé. En el parto vaginal predomina la inoculación de bacterias similares a las de la mucosa vaginal de la madre (*Bifidobacterias*), mientras en el parto por cesárea las bacterias se asemejan más a las de la piel y la boca de la madre (*Actinobacteria*, *Firmicutes* y *Proteobacteria*). Además, si el parto ha sido natural, el establecimiento y la maduración de la flora es más rápido, mientras que en la cesárea se requiere más tiempo para que la flora del bebé sea estable. Por su parte, el tipo de lactancia también influye en la diversidad microbiana y en su evolución, de forma que la lactancia materna favorece la presencia de *Bifidobacterias* y *Lactobacillus*, tanto en los primeros meses como a medida que el bebé vaya creciendo.

Por otro lado, existen otros factores que, a lo largo de la vida y desde el nacimiento, van a condicionar el predominio de un tipo u otro de bacterias. Por ejemplo, la dieta rica en grasas y azúcares y pobre en fibra y carbohidratos complejos fomenta la alteración de la flora, con un incremento de *Firmicutes* y una disminución de *Bacteroidetes*. Por su parte, el consumo de otros alimentos de origen vegetal (verduras, cereales integrales) ricos en fructooligosacáridos puede favorecer el crecimiento de bacterias beneficiosas. Las variaciones que puede producir la dieta en el tipo de flora son temporales y se mantienen el tiempo que dure esa forma de alimentarse. El consumo de tabaco y alcohol también perjudica la flora intestinal. En los últimos años se ha visto que el consumo elevado y prolongado de edulcorantes altera la flora intestinal hacia un tipo que favorece la obesidad, la diabetes y el síndrome metabólico. También el uso de algunos fármacos (antibióticos, antiinflamatorios, corticoides o protectores de estómago) o el estrés afectan a la flora, alterando su funcionamiento y dificultando su recuperación, que en algunos casos puede tardar hasta dos años, sobre todo si dichos fármacos se usan en la infancia y de forma prolongada e indiscriminada. Esta desestabilización del ecosistema intestinal favorece la acción de patógenos oportunistas.

Para qué nos sirven estos bichitos

Las funciones de las bacterias intestinales se van descubriendo con el paso de los años. Entre sus cometidos más importantes a nivel fisiológico, donde conviven en simbiosis con nuestro cuerpo, podemos destacar:

- Impiden que se establezcan otros patógenos en nuestro organismo (función protectora).
- Aprovechan alimentos que no somos capaces de digerir para su propia supervivencia (función de asimilación).
- Producen nutrientes esenciales como vitamina K y aminoácidos esenciales (función de síntesis).

- Potencian el sistema inmunitario y lo entrenan para que se defienda frente a agentes infecciosos cuando estos colonicen el organismo (función inmunitaria).

Hace pocas décadas comenzó a asociarse una inadecuada flora intestinal al desarrollo de enfermedades metabólicas (obesidad, diabetes) y enfermedades autoinmunes (enfermedad de Crohn, intestino irritable), pero cada vez son más las patologías que se ven afectadas por una alteración de la flora bacteriana y viceversa (más del 50 % del sistema inmunitario se aloja en el intestino). Entre dichas afecciones se encuentran, además de las citadas, alteraciones gastrointestinales (diarrea, estreñimiento, hinchazón, exceso de gases) e incluso enfermedades neurodegenerativas (esclerosis múltiple, párkinson, alzhéimer o trastornos de conducta). Lo que sí es cierto es que a día de hoy todavía no se conoce muy bien qué fue antes, si la enfermedad o las modificaciones de la microbiota. Es decir, se desconoce si la alteración de las especies bacterianas es la que causa, por ejemplo, obesidad, o si es esta la que promueve una diferenciación de la variedad de bacterias. Todo apunta a que funciona en ambos sentidos.

> *«Se desconoce si la alteración de las especies bacterianas es la que causa, por ejemplo, obesidad, o si es esta la que promueve una diferenciación de la variedad de bacterias».*

En el caso de la obesidad, por ejemplo, se ha observado que las personas con exceso de peso tienen mayor proporción de *Firmicutes* (bacterias que son capaces de metabolizar los hidratos de carbono y las grasas, principalmente) respecto a las personas con normopeso, donde predominan los *Bacteroidetes*. Parece que estos cambios en la composición de la flora intestinal se deben al contenido en grasa de la dieta, que al llegar al colon produce una disminución de las bacterias beneficiosas. Además, se ha demostrado que las personas con sobrepeso tienen una menor diversidad bacteriana. En el otro lado de la dualidad causa-efecto, los datos más recientes apuntan a que la composición de la flora temprana (durante el desarrollo embrionario) puede ser un biomarcador fundamental que predisponga al desarrollo de la obesidad. De nuevo se resalta la importancia de la alimentación de la madre, así como el modo de iniciar la alimentación complementaria en el establecimiento de la flora microbiana. Por todo ello, la adquisición de hábitos saludables es de vital importancia, no solo por nosotros, sino también por y para nuestros hijos.

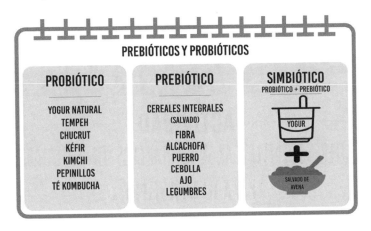

Si nos centramos en la relación que existe entre los alimentos que consumimos y la flora intestinal, muchos de estos alimentos son interesantes para las bacterias, pues potencian sus funciones y favorecen su diversidad. Entre estos ingredientes podemos destacar los probióticos y los prebióticos. Veamos en qué se diferencian. Los probióticos son microorganismos vivos que, administrados en cantidades adecuadas, mejoran la flora microbiana, lo que, a su vez, mejora nuestra salud. Los probióticos se encuentran en alimentos fermentados, como por ejemplo el yogur, que contiene *Lactobacillus* o *Bifidobacterias*. Otros alimentos fermentados fuentes de probióticos son el chucrut, el kéfir, el tempeh, el kimchi, el té de Kombucha o los pepinillos. Por su parte, los prebióticos son un tipo de sustancias capaces de estimular el crecimiento de la flora intestinal, es decir, sirven de alimento a las bacterias, sobre todo a las beneficiosas, dado que escapan de la digestión del tracto gastrointestinal superior. Entre ellas se encuentran la fibra, los fructooligosacáridos y la inulina, muy usada por la industria alimentaria. Los prebióticos pueden formar parte del alimento en sí, o bien añadirse de forma artificial al producto, dando lugar a alimentos funcionales. Ingerir mucha cantidad de azúcar y poca cantidad de fibra (consumimos la mitad de fibra y más del doble de azúcares de lo que las recomendaciones dietéticas establecen) favorece la competencia entre las bacterias «buenas» y las «malas», contienda que no siempre ganan las mejores, dado que se alimenta a las bacterias dañinas y aumenta el riesgo de permeabilidad intestinal, inflamación y alteraciones inmunológicas. Entre los prebióticos podemos destacar la goma arábiga, el ajo, la cebolla, el puerro, los espárragos, las alcachofas, el plátano, las legumbres, la patata o los cereales integrales.

ACTIVIDAD

¿QUIERES IDENTIFICAR SI TUS HÁBITOS SON SALUDABLES PARA TU INTESTINO?

— Vas al baño regularmente
— Tomas al menos cinco raciones de fruta y verdura al día
— Tomas cereales integrales en lugar de refinados
— Bebes agua
— Consumes dos yogures naturales o alimentos fermentados al día
— Haces ejercicio al menos treinta minutos diario
— No fumas
— Los horarios de tus comidas son regulares
— Tu peso es saludable
— De bebé te alimentaron con leche materna
— Naciste por parto natural
— Eres una persona tranquila y no sueles estar estresado

— Vas al baño tres veces a la semana
— Tomas dos raciones de fruta y verdura al día
— Tomas cereales refinados e integrales
— Bebes poca agua y a veces refrescos y bebidas azucaradas
— Consumes dos yogures naturales o alimentos fermentados a la semana
— Haces ejercicio una vez a la semana
— Fumas ocasionalmente
— Los horarios de tus comidas son irregulares
— Tu peso es inestable
— Tu alimentación de bebé fue mixta (lactancia materna y de fórmula)
— El parto fue por cesárea
— A veces te sientes estresado
— Sueles tener sensación de hinchazón
— Has tomado antibióticos alguna vez sin receta y sin probióticos

— No vas al baño de forma regular
— Apenas tomas fruta ni verdura
— Solo tomas cereales refinados
— Siempre bebes refrescos y bebidas azucaradas
— No consumes ningún alimento fermentado
— No haces ejercicio
— Fumas a diario
— Los horarios de tus comidas son irregulares
— Tienes sobrepeso u obesidad
— Tomaste biberones de bebé
— Tu nacimiento fue por cesárea
— Tu vida está en constante estrés
— Sueles tener sensación de hinchazón casi diariamente
— Has tenido que tomar de forma repetitiva antibióticos sin ingerir probióticos
— Tomas habitualmente laxantes
— Consumes productos *light* o edulcorados

TIENES UN BUEN BIENESTAR DIGESTIVO

DEBERÍAS MEJORAR TUS HÁBITOS

DEBERÍAS CONSULTAR CON UN PROFESIONAL

Por último, podemos encontrar simbióticos, que ejercen las funciones de los probióticos (bacterias) y los prebióticos (fructanos u oligofructosa) conjuntamente, de modo que se consideran alimentos funcionales puesto que contienen tanto bacterias como el alimento que favorece su crecimiento. Un ejemplo de alimento simbiótico podría ser un yogur natural con fibra.

Así pues, el uso de probióticos y prebióticos, en modo y cantidad adecuados, es una medida de prevención que puede mejorar y mantener, e incluso restaurar, el equilibrio microbiano intestinal, actuando como protectores antiinfecciosos, reforzando nuestras defensas, mejorando la función digestiva (diarrea, estreñimiento, flatulencia) y evitando la colonización del intestino por bacterias dañinas. Todo ello es clave para gozar de una buena salud.

La importancia de la flora intestinal en el rendimiento académico

Es posible que no conozcas los dos sistemas nerviosos que tenemos: el sistema nervioso central (cerebro y médula espinal) y el sistema nervioso entérico (el del tracto gastrointestinal). Los dos provienen del mismo tejido durante el desarrollo fetal, pero se diferencian a lo largo del proceso, aunque se mantienen conectados a través del nervio vago, el cual va desde el tronco del encéfalo hasta la zona inferior del abdomen. Pero, además, esta conexión bidireccional cerebro-intestino está relacionada con la flora intestinal, que utiliza este mismo nervio para transmitir información al cerebro. La flora intestinal desempeña un importante papel durante los primeros años de vida ya que está involucrada en el proceso de desarrollo de las neuronas, siendo este más óptimo cuando los niveles de bacterias se mantienen normales. Estoy convencida de que si te preguntara quién envía más información a quién, tu respuesta sería el cerebro al intestino. Sin embargo, es el intestino el que manda más cantidad de información al cerebro, y gran parte de ella a través de la flora intestinal. Un claro ejemplo sería la decisión de dejar de comer cuando nos sentimos saciados (es decir, cuando nuestro estómago está lleno) o cuando estamos estresados o nerviosos. Esta relación entre el cerebro, la microbiota y el intestino se realiza a través del sistema inmune, el sistema nervioso y circuitos hormonales. Es lo que se conoce como el eje cerebro-intestino-microbiota.

«Es el intestino el que manda más cantidad de información al cerebro».

Pues bien, la conexión entre la flora microbiana y el cerebro se basa en que las bacterias intestinales pueden liberar compuestos que actúan como neurotransmisores, estimulando así el sistema nervioso y el sistema inmune, llegando hasta el punto de que el tipo y la variedad de bacterias que se albergan en nuestro intestino pueden influir sobre la conducta y las emociones, como se ha demostrado recientemente. De este modo, un desequilibrio bacteriano podría afectar a la respuesta ante el estrés, la ansiedad o la depresión, y afectar al autismo o a la sociabilidad. Y vamos aún más allá: las investigaciones más actuales apuntan a que la flora bacteriana está muy relacionada con procesos como la memoria y el aprendizaje a través de los efectos que ejercen sobre ella determinados nutrientes, aunque todavía se desconocen los mecanismos exactos por los que se produce. Se acaba de publicar un estudio muy interesante en el que se pone de manifiesto que las leyes que se aplican a las oscilaciones cerebrales también pueden aplicarse a la relación entre el cerebro y el sistema digestivo. El cerebro se comunica, entre otras formas, mediante la sincronía, de modo que la sincronía en la frecuencia de las oscilaciones de poblaciones de neuronas indica que se produce comunicación. Bien, pues lo que este estudio demuestra es que el cerebro está sincronizado con las ondas que generan las paredes del estómago a través de ritmo alfa, que tiene un impacto sobre la percepción, la atención y la memoria. De esta forma, se podría establecer que los cambios de sincronía que se pueden producir en el cerebro mientras se realiza algún proceso cognitivo podrían estar regulados por el sistema entérico, lo que explicaría un posible mecanismo por el que las alteraciones de la flora intestinal modulan la cognición. Aunque todo ello no deja de ser una hipótesis que tendría que ser confirmada.

Según las encuestas de consumo, los niños de entre cuatro y nueve años ingieren cantidades muy superiores de azúcares simples y grasas saturadas de las recomendadas (en este último caso, el 90 % de los niños supera la recomendación máxima de grasas saturadas), tal como indica el gráfico de la página siguiente.

Como hemos comentado anteriormente, una dieta rica en grasas no saludables y azúcares simples produce modificaciones en la composición de la flora intestinal, provocando la pérdida de flexibilidad cognitiva (es decir, la capacidad de adaptarse a situaciones de constante cambio), que a su vez se asocia con una mayor dificultad en el aprendizaje y una menor memoria a corto y largo plazo. Por su parte, el uso de probióticos para evitar la disbiosis (desequilibrio de la flora intestinal) estimula las funciones cognitivas —principalmente la memoria y el aprendizaje—, aumentando la conectividad entre la región del tallo cerebral y las áreas asociadas a la cognición en la corteza prefrontal. Estos resultados se han obtenido tras realizar estudios en enfermedades neurodegenerativas como el alzhéimer, donde se sabe que el aumento de la permeabilidad intestinal y la barrera hematoencefálica que se produce por la alteración microbiana del intestino aumentan la incidencia de estos trastornos. En pacientes con deterioro cognitivo, se ha observado una mejora en los parámetros de cognición tras la administración de probióticos, que han reestablecido y mejorado la flora intestinal. En el lado opuesto, el tratamiento con antibióticos causa una depleción microbiana que tiene como consecuencia un déficit cognitivo, además de alterar el metabolismo del triptófano.

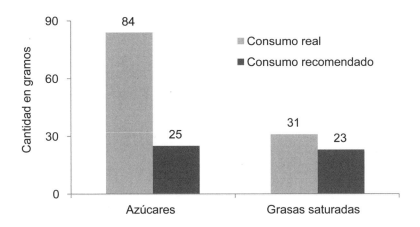

Es por ello que el cuidado y el mantenimiento de la salud intestinal es crucial no solo para prevenir el desarrollo de ciertas enfermedades con las que las bacterias que conviven con nosotros están asociadas, sino también para mejorar nuestras capacidades cognitivas como la memoria y el aprendizaje, fomentando así un mejor rendimiento académico. Parece ser, entonces, que parte de los resultados académicos de nuestros hijos podrían estar relacionados con las bacterias que haya en su intestino, aunque a día de hoy desconocemos las vías por las que esta correlación se produce.

En el próximo capítulo aprenderemos a elaborar un desayuno saludable y resolveremos la duda de si el desayuno es la comida más importante del día que no deben saltarse los niños si quieren mejorar su rendimiento escolar.

6

¿Es importante el desayuno para mejorar el rendimiento intelectual?

> «Comer es una necesidad, pero comer inteligentemente es un arte».
>
> La Rochefoucauld

El desayuno saludable: menos mitos y más opciones

El del desayuno es un tema muy controvertido, pues todos hemos escuchado decir cientos de veces que «el desayuno es la comida más importante del día», frase que tiene más influencia de marketing que de realidad. Veamos a qué me refiero con esto.

> *«El desayuno es la comida más importante del día», frase que tiene más influencia de marketing que de realidad.*

Resulta que en los últimos informes del estudio Aladino (2015), realizado por el Ministerio de Sanidad, en el que se analiza cómo desayunan los niños españoles, se determinó que el 93 % de los niños desayunan a diario, el 3,5 % lo hacen de cuatro a seis días a la semana, el 2,9 % entre uno y tres días semanales y el 0,5 % nunca desayuna. Parece, entonces, que la frase ha calado de verdad. Pero, ¿qué eligen los niños (o los padres) para esta ingesta que parece tan relevante para su salud? Según el mismo estudio, el 78,4 % toman leche (no especifica si se añade azúcar), el 39,1 % galletas, el 33 % cacao o chocolate, el 21 % cereales, el 20 % pan, el 12,3 % bollería, el 8,4 % fruta o zumo, el 5,1 % yogur o lácteo y el 3,9 % batidos. Surgen muchas dudas con estos resultados. En primer lugar, ¿qué tipo de cereales, pan o lácteos son? Es decir, no es lo mismo que desayunen salvado de avena que cereales azucarados con chocolate y miel —y en los dos casos son cereales—; no se puede comparar un pan hecho en casa elaborado con harina integral con el pan de molde; no tiene nada que ver un yogur natural con un yogur azucarado con sabor a fresa y con trocitos de chocolate, y así podría seguir. Otra duda que surge es: ¿de quién fue la idea de meter en el mismo saco la fruta y el zumo? Ese 8,4 % de niños que toman «fruta o zumo», ¿qué desayunan, realmente? La mayoría, zumo. Desayunar fruta entera no es en absoluto comparable a desayunar zumo, aunque sea exprimido en casa, de modo que un zumo no va a sustituir jamás a una ración de fruta. Es decir, no podemos saber cuántos niños toman fruta en el desayuno ya que en todas las encuestas de este tipo los agrupan juntos. En definitiva, a la vista de los datos, casi sería preferible que los niños no desayunaran. Más adelante veremos si esto es realmente tan importante o no para la salud.

Durante muchos años nos han hecho creer (y lo siguen haciendo) que un desayuno completo, ideal o de calidad está formado por lácteo, cereal y fruta. Bajo esta premisa, solo el 2,8 % de los niños españoles lo cumple. Parece frustrante pero, en realidad, si nos paramos a pensar de qué está formado ese desayuno tan perfecto, personalmente casi optaría por que los niños se fueran sin desayunar (lo que sería la segunda opción, pues antes les ofrecería un desayuno saludable). Y es que al final, como veíamos en capítulo 2, lo que les estamos dando de desayunar a nuestros hijos se reduce a harinas refinadas, azúcares, grasas insanas y sal, con las consecuencias que esto tiene sobre la salud. En un documento de la Comunidad de Madrid sobre el desayuno saludable puede leerse que «el azúcar, gracias a su palatabilidad, es decir, a su capacidad de conferir sabor dulce y agradable a la dieta, favorece que esta [la leche] sea más fácilmente aceptada y se consuma». Resulta chocante, pues se está incitando a añadir azúcar a la leche simplemente para que el niño se la tome.

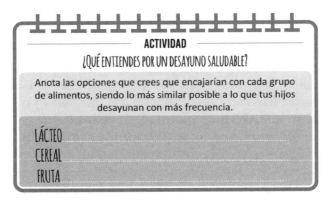

ACTIVIDAD

¿QUÉ ENTIENDES POR UN DESAYUNO SALUDABLE?

Anota las opciones que crees que encajarían con cada grupo de alimentos, siendo lo más similar posible a lo que tus hijos desayunan con más frecuencia.

LÁCTEO

CEREAL

FRUTA

La cuestión no es cómo debería ser un desayuno equilibrado, sino qué entiende la población por el mensaje del desayuno nutritivo al que nos han acostumbrado. Cuando se habla de «lácteo, cereal y fruta», la mayoría piensan en leche con cacao en polvo (y azúcar en muchos casos), galletas o cereales de desayuno y zumo de fruta (en el mejor de los casos), lo cual dista mucho de ser saludable. En este sentido, ¿qué más da que los niños no desayunen si la elección no es la adecuada?

Vamos a analizar el típico desayuno de cualquier niño español:

Desayuno «ideal»	Qué le doy de verdad		
	kcal	Gramos de azúcar	Gramos de AGS
Leche con cacao en polvo y azúcar	209	24	
Galletas tipo María «son más sanas»	145	7,4	3
Zumo de fruta	87	20	
TOTAL	**441**	**51,4**	**3**
Para un niño de 8 años*	27,5% CDR	**245% CDR**	22% CDR

* Un niño de ocho años moderadamente activo que requiera unas 1600 kcal, según las recomendaciones, tendrá una cantidad diaria recomendada (CDR) de azúcar (que debería ser menor del 5 %) de 21 gramos, y la de ácidos grasos saturados (AGS) serían 13,6 gramos (menos del 7 %). Por tanto, aunque podríamos decir que calóricamente el desayuno cumple con las cantidades diarias recomendadas de energía (el 25 % de la energía total del día), solo en esta ingesta le estamos dando más del doble de azúcar de lo que debería tomar en todo el día. Esto sin tener en cuenta las harinas refinadas que contienen las galletas, la ausencia de fibra del zumo y la calidad de las grasas, a lo que habría que añadir, al ser un desayuno basado en productos procesados y no en alimentos, otros efectos que van más allá de lo estrictamente nutricional, como que la sensación de saciedad va a ser baja, por lo que es probable que le vuelva a entrar hambre pronto.

Todos estos mensajes sobre el desayuno perfecto están sustentados por la industria alimentaria. Piensa cuántas marcas comerciales conoces que se ajusten al desayuno ideal. La próxima vez que vayas al supermercado (mejor que sea dentro de mucho tiempo) fíjate en cuántos pasillos están dedicados a productos que cumplen la premisa del lácteo-cereal-fruta, y qué variedad dentro de cada tipo encuentras (puede llevarte horas elegir alguno). Quizá entonces te convenzas de quién está detrás de este mensaje. Porque, en el fondo, lo que importa es la calidad del desayuno y no la cantidad ni cumplir lo estándar. ¿Qué hay de malo en desayunar unas sardinas con unos arándanos o una tortilla con aguacate? ¿Acaso lo estamos haciendo mal porque no es un lácteo-cereal-fruta? La respuesta es que no. Es más, las sardinas y los arándanos aportan muchos más nutrientes que la leche con cacao y las galletas, simplemente por el hecho de que son alimentos y no productos procesados. Recuerda que la calidad es más importante que la cantidad. Entonces, ¿cómo debería ser un desayuno saludable? Para que cumpla el concepto de *saludable*, tiene que seguir tres premisas básicas:

- Que esté formado por alimentos frescos.
- Que atienda a los niveles de hambre.
- Que sea apetecible, se disfrute y se tome tranquilamente.

Da igual si es cada día lo mismo o lo vamos variando, siempre que sepamos elegir bien las opciones. Sé que muchos estaréis pensando: ¿y, entonces, qué le doy de desayunar?, o ¿qué hacemos con el desayuno que nos proponen en el colegio? Vayamos paso a paso. Para responder a la primera pregunta, la recomendación básica es no tener productos procesados en casa, lo cual evitará que sean la primera elección. En segundo lugar, debemos aprender a pensar más allá de la tríada: las verduras, las frutas, los frutos secos, huevos, carnes o pescados, y legumbres. Todos estos podrían ser un estupendo desayuno. Simplemente no estamos acostumbrados, lo cual no significa que no sea saludable. Aquí dejo ejemplos de desayunos saludables que nada tienen que ver con el lácteo-cereal-fruta —tal como lo concebimos habitualmente— para un mes, y todos diferentes.

PAN	Leche* con canela. Tostada de pan integral con aguacate	Batido de yogur con fruta natural. Pan integral con tahini y rúcula	Plátano. Pan integral con queso fresco, aceite, tomate y orégano	Leche con cacao puro. Tostada de pan de semillas con aceite	Fresas. Tostada de pan integral con aceitunas, nueces y pasas	Batido casero de leche y fruta. Pan integral con lechuga y tomate	Leche. Tostada integral con aceite de oliva y sardinas
CEREALES	Yogur natural sin azúcar con fresas, nueces y copos de avena	Leche. Tortita de avena con plátano	Cereales sin azúcar con yogur natural y fruta	Leche con limón y canela. Magdalenas caseras sin azúcar con dátiles	Leche. Crepes caseras de trigo sarraceno con fruta	Leche con cacao puro. Magdalenas caseras de harina integral con verduras	Barritas caseras de cereales, frutos secos y dátiles
HUEVOS	Leche. Tortilla francesa con tomate y orégano	Batido de fruta. Huevo duro, aguacate y tomate	Leche con canela. Tortilla de patatas y zanahorias «baby»	Fruta de temporada cortada. Revuelto de champiñones	Batido de frutas. Huevo a la plancha con lechuga	Leche con cacao. Tortitas de huevo y plátano	Yogur con frutos rojos. Pastel de huevo y verduras
OTROS	Humus de remolacha con palitos de zanahoria	Crema de cacahuete casera con pera	Humus de alubias y cúrcuma	Paté de tofu y calabacines con nueces	Humus de calabaza con pepinillos	Palitos de manzana con canela y yogur	Leche con canela. Chocolate negro y plátano

En relación con la segunda pregunta, es cierto que en muchos centros educativos suelen tener una propuesta para que todos los niños lleven lo mismo y así evitar discusiones o enfrentamientos (o eso nos dicen). Pero analicemos qué ocurre con estas opciones. En la mayoría de los casos cada día de la semana se sugiere un tipo de alimento, dejando un día libre. Algo parecido a esto:

EL TREN DE LOS ALIMENTOS: Lo que dice el colegio				
LUNES	**MARTES**	**MIÉRCOLES**	**JUEVES**	**VIERNES**
LÁCTEO	BOCADILLO	GALLETAS	FRUTA	LIBRE

* La mayoría de las bebidas son leche porque es lo más habitual en los niños. Puede acompañarse de cacao puro o canela para darle más sabor. También se pueden sustituir o combinar por bebidas vegetales (excepto la bebida de arroz, cuyo uso no está recomendado en niños por sus niveles de arsénico inorgánico). En general, las bebidas vegetales no están indicadas en menores de un año, a excepción de las de fórmula o adaptadas para lactantes de soja o arroz, prescritas siempre por un facultativo.

Esto es algo que nunca he entendido. En un centro escolar, donde se educa a los niños, el hecho de incluir galletas en la propuesta de desayuno es algo un poco contradictorio. El cuadro debería ser mucho más simple: *fruta* a diario. Todos sabemos que, al final, el día que toca fruta más de la mitad de los niños lleva otra cosa, por lo que no facilitemos —al menos desde las escuelas— que se consuman productos no saludables. Y no sirven frases como «es mucho más fácil poner un paquete de galletas en la mochila», porque se tarda lo mismo en meter una fruta, o «es que a mi hijo no le gusta la fruta», cuando la realidad es que nunca se la das. He visto a cientos de niños que jamás llevan fruta a la escuela comerse hasta dos platos de fruta en los talleres que hacemos en colegios, y la maestra sin dar crédito a lo que estaba viendo. Con este tipo de propuestas como «el tren de los alimentos» lo que se consigue es que lo que de verdad lleven los niños al colegio diste mucho de un desayuno saludable, porque el mensaje que se recibe es muy diferente al que se tendría que entender por sano, y está muy influenciado por la publicidad que vemos todos los días. En definitiva, al final lo que los niños llevan de desayuno al colegio se reduce a:

EL TREN DE LOS ALIMENTOS: Lo que entienden los padres				
LUNES	MARTES	MIÉRCOLES	JUEVES	VIERNES
LÁCTEO	BOCADILLO	GALLETAS	FRUTA	LIBRE
Batidos Leche con azúcar Yogur azucarado o con chocolate	Pan de molde Medias lunas Embutidos Patés	Galleta María o de chocolate Pastelería y bollería	Zumo Lácteo* Bocadillo* Galleta*	Lácteo Bocadillo Galleta

Sería mucho mejor o bien quitar este sistema, o bien transformarlo en lo que un centro que se dedica a educar —también en hábitos saludables— debería transmitir, utilizando estrategias que promuevan el consumo de alimentos saludables y no lo contrario. Uno de los colegios en los que he trabajado en programas de educación alimentaria tenía un «frutómetro», una especie de metro donde anotaban cada día los niños que llevaban fruta para desayunar, y al final de cada mes, al ganador le ponían una foto gigante en el colegio durante el

---

* Dado que no suelen llevar fruta, la sustituyen por otras opciones.

mes siguiente. Como ves, es solo cuestión de pensar en alternativas diferentes. Otra opción que tienes es llevarle al colegio lo que tú consideres, independientemente de lo que diga la tabla: elegir opciones saludables o recurrir al cuadro de propuestas anterior.

EL TREN DE LOS ALIMENTOS: Opciones saludables				
LUNES	**MARTES**	**MIÉRCOLES**	**JUEVES**	**VIERNES**
LÁCTEO	BOCADILLO	GALLETAS	FRUTA	LIBRE
Brik de leche entera Queso Yogur natural	Pan integral con: aguacate, patés caseros, queso, tortilla, pollo, etc.	Galletas o bizcocho casero sin azúcares añadidos Fruta entera	Fruta entera	Fruta entera Lácteo Bocadillo

Numerosos estudios han relacionado de forma inversa el desayuno con el sobrepeso, de manera que parece que hay una asociación entre las personas que desayunan y un menor peso corporal, y una relación entre los que no desayunan y mayor riesgo de sobrepeso y obesidad. Sin embargo, existen muchos sesgos en las investigaciones, ya que la mayoría no establece una prueba concreta de estas asociaciones, que no son más que eso, simples asociaciones. El hecho de que las personas con exceso de peso no desayunen no demuestra que el hecho de no desayunar sea la causa de la obesidad. Quizá no desayunan porque no tienen hambre, porque se levantan tarde y no tienen tiempo, o bien desayunan más tarde, o bien su ingesta la noche anterior fue muy elevada. Del mismo modo, aunque algunos estudios apuntaban a ello, no parece que desayunar evite una ingesta más calórica en el resto del día. En este sentido, los estudios realizados hasta ahora son poco concluyentes ya que no están bien diseñados, por lo que no se puede desmentir ni confirmar ningún efecto del desayuno sobre el peso corporal. Otros estudios apuntan a que incrementar las proteínas en el desayuno favorece la disminución del apetito, aumenta la saciedad y mejora la glucemia. En cualquier caso, no podemos dejar toda la responsabilidad de la salud a una única comida en el día, y el desayuno no es el único responsable de que nuestra alimentación —y, por ende, nuestra salud— sea mejor o peor.

Desayunar o no desayunar, ¿esa es la cuestión?

Ya hemos hablado del falso desayuno ideal, hemos visto de qué se compone habitualmente, y hemos buscado alternativas saludables. Ahora vamos a abordar otra errónea creencia: la de que «el desayuno es la comida más importante del día».

En primer lugar, no podemos buscar la perfección nutricional en una única comida, sino que debemos hacerlo en el cómputo del día o incluso de la semana. Es más importante que a lo largo del día se coma bien a que se haga un súper desayuno, y el resto del día alimentemos el cuerpo con comida basura. Por otro lado, el ambiente que rodea al desayuno también es importante. Nada tiene que ver desayunar tranquilamente y en un ambiente agradable que bajo los gritos que pretenden que nos lo acabemos todo. En ese caso, prefiero que el niño se vaya sin desayunar a que desayune obligado y en un ambiente tenso y de enfado. Puedo asegurar que no rendirá menos en el colegio por no haber comido, sino por el estado emocional negativo que tenga. Y, por último, con esta frase (también podría servirnos la de «desayuna como un rey» o «es la primera ingesta que hacemos después de toda la noche en ayunas») estamos fomentando quizá una sobreingesta calórica a un grupo de población en la que hay cerca de un 50 % de sobrepeso y obesidad. Es decir, nos estamos preocupando porque coman (no porque coman bien) cuando su principal problema es el exceso de peso, al que se llega consumiendo gran cantidad de productos procesados y refinados.

Para evitar que esto ocurra tendríamos que deshacernos de los alimentos superfluos para que los niños no cubran sus necesidades energéticas con alimentos malsanos y lo hagan con comida sana. Si damos a un niño a elegir entre una galleta y unas nueces, probablemente elija las galletas (pues sus azúcares y grasas son muy apetecibles, y es probable que no haya comido muchas nueces en su vida), que, además de no aportarle apenas nutrientes, le calmarán el hambre, cubrirán sus requerimientos calóricos y eso hará que luego tenga menos ganas de comerse las verduras y el pescado, probablemente, desplazando de su dieta alimentos saludables. Pero si le damos a elegir entre las nueces y una fruta, elija lo que elija será nutricionalmente bueno para él. Da igual si luego come menos verdura y pescado, porque ya está bien nutrido. Por otro lado, nuestro cuerpo no se resetea a las doce de la noche y comenzamos de cero al día siguiente; es decir, que de la ingesta del día anterior, el organismo guarda lo que sobra para cuando lo necesite, por lo que si por la mañana no desayunamos, el cuerpo acude a esas reservas para funcionar. Por lo tanto, se puede afirmar que «el desayuno *no* es la comida más importante del día», ni debe cumplir unos estándares concretos que no vayan más allá de respetar el hambre del niño y hacerlo en un ambiente agradable.

En lo que respecta a la relación entre el desayuno y el rendimiento académico, hay mucha controversia, sobre todo por el diseño de los estudios, que no dejan de ser observacionales. Para poner un ejemplo, si un adulto come mucho y hace mucho deporte, pensarías que come mucho porque hace mucho deporte y eso requiere una mayor ingesta de energía, ¿verdad? ¿Acaso pensarías quizá que el hecho de comer más es lo que hace que tenga mayor rendimiento deportivo? En todo caso, el rendimiento deportivo vendría por la calidad de los alimentos que consume y por la práctica del ejercicio que realiza. Pues con el desayuno pasa exactamente igual. Existen estudios que asocian que los niños que van al colegio sin desayunar tienen un menor rendimiento académico que los que desayunan. Sin embargo, todos esos estudios obvian un factor (o muchos) importante: normalmente los niños que desayunan de forma regular suelen vivir en un ambiente más metódico, se levantan más temprano para desayunar y lo hacen en familia, suelen tener ayuda (o dedicación de sus padres) para hacer los deberes, etc. Ninguno de los estudios analiza estos aspectos que, sin duda, pueden estar influyendo en el rendimiento académico del niño.

Así, la relación entre desayunar y sacar buenas notas no es una relación causal, sino casual (ocurren al mismo tiempo); el niño no tiene mejor rendimiento escolar porque desayune. No existe ningún estudio que demuestre que un niño sano que vaya al colegio sin desayunar, que descanse bien, que coma saludable, que esté bien atendido por sus padres (le presten atención y le dediquen tiempo) y que reciba una educación adecuada, tenga peores resultados académicos. No es el hecho de desayunar o no lo que influye en el rendimiento intelectual.

Lo que sí se ha demostrado es que consumir comida saludable y equilibrada está relacionado con cambios positivos en la motivación y en la atención. Nos hacen creer que desayunar mejora el rendimiento académico, pero ¿de verdad piensas que dando a tu hijo harinas refinadas, azúcar y grasas nada saludables, su cerebro funcionará mejor? Estudios recientes indican que el consumo excesivo de azúcares simples y determinados tipos de grasas (hidrogenadas o *trans*, principalmente) disminuyen el tamaño y la función del hipocampo, lo cual afecta a la plasticidad neuronal, al aprendizaje, al razonamiento y a la memoria. Aunque la última revisión sistemática establece que son necesarios más estudios para sacar conclusiones sólidas, se apunta a que mantener una glucemia baja tras las comidas (se logra evitando azúcares y harinas refinadas de rápida absorción) mejora el rendimiento académico.

> *«Se ha demostrado que consumir comida saludable y equilibrada está relacionado con cambios positivos en la motivación y en la atención».*

Por consiguiente, que no desayune es lo de menos si lo que va a desayunar son harinas refinadas, azúcares simples y grasas malsanas. No dejes que jueguen con el miedo a que tu hijo se vaya sin comer al colegio, y trata de que lo que coma sea comida sana de verdad. Si le damos lo que nos venden como ideal, en lugar de mejorar su rendimiento (por el mero hecho de ir desayunados) lo que estamos es ofreciéndole elementos que el cuerpo no necesita y que están muy lejos de mejorar su productividad académica y su aprendizaje.

Para continuar con formas de mejorar el rendimiento intelectual de los niños, en el tema siguiente trataremos de nutrientes que nos van a ayudar a mejorar el rendimiento y resolveremos las dudas sobre si son necesarios los suplementos en los niños para mejorar su memoria y su aprendizaje.

7

Déficit de hierro y otros nutrientes, función cognitiva y memoria

«La memoria es el único paraíso del que no podemos ser expulsados».

JEAN PAUL

Anemia y función cognitiva

La anemia es una enfermedad causada por la falta de hierro, el encargado de transportar el oxígeno a través de la sangre y llevarlo a los tejidos. El déficit de hierro es uno de los trastornos hematológicos más frecuentes del mundo, y afecta a más de dos millones de personas, siendo los niños la población más vulnerable dado su rápido crecimiento cerebral, principalmente en los primeros años de vida. En España, el 64 % de los niños no alcanza las recomendaciones de hierro en su dieta, lo cual tiene consecuencias importantes en su desarrollo y maduración neurológicos, como veremos a continuación.

Un estudio reciente de la Autoridad Europea de Seguridad Alimentaria (EFSA) ha determinado que la alimentación de los niños europeos de entre uno y cuatro años es poco equilibrada, lo cual afecta a su crecimiento. En la naturaleza, podemos encontrar este micronutriente en dos formas: hemo y no hemo.

«El 64 % de los niños no alcanza las recomendaciones de hierro en su dieta».

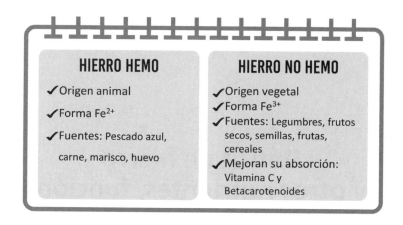

HIERRO HEMO	HIERRO NO HEMO
✔Origen animal	✔Origen vegetal
✔Forma Fe^{2+}	✔Forma Fe^{3+}
✔Fuentes: Pescado azul, carne, marisco, huevo	✔Fuentes: Legumbres, frutos secos, semillas, frutas, cereales
	✔Mejoran su absorción: Vitamina C y Betacarotenoides

El hierro hemo forma parte de la hemoglobina y se caracteriza porque su absorción es buena (un 25 %, aproximadamente). Se encuentra en alimentos de origen animal como carnes y derivados, yema de huevo, hígado, pescados y mariscos. Por su parte, el hierro no hemo es de origen vegetal, ya que no forma parte de la hemoglobina, y su absorción es menor (un 5-10 %), aunque existen formas de mejorarla —si se combina con vitamina C— o de disminuirla —en presencia de fosfatos, taninos, oxalatos o fitatos—. Esta forma de hierro la encontramos en verduras de hoja verde, legumbres, frutos secos, frutas desecadas y cereales, sobre todo integrales. La ingesta recomendada de hierro en niños es de 6 mg al día de los seis a los doce meses de vida, 4 mg al día de uno a seis años y 6 mg al día de los siete a los diez años. Recordemos que los bebés nacen con reservas de hierro que suelen durar hasta los seis meses aproximadamente, momento en el que se les empieza a ofrecer alimentos como complemento a la leche materna (o de fórmula, en su defecto).

Los niveles disminuidos de hierro en la sangre pueden causar efectos muy diversos a nivel fisiológico, en función del grado de déficit que se tenga, lo que se traduce en un abanico que va desde el descenso de las reservas férricas hasta la reducción de los glóbulos rojos y de la concentración de hemoglobina. Por lo tanto, no todos los déficits de hierro cursan con una anemia, aunque su sintomatología es muy diversa: falta de energía, dolor de cabeza, irritabilidad, dificultades para respirar, disminución de peso, uñas con forma de cuchara e incluso vértigo.

Posiblemente te estés preguntando qué funciones tiene el hierro en el desarrollo del cerebro. La respuesta es que, aunque no se suele hablar mucho de ello, el papel de este micronutriente a nivel cerebral es muy importante. De hecho, es uno de los principales sustratos que intervienen y hacen posible la actividad metabólica de cientos de procesos que ocurren en el desarrollo cerebral. Se ha observado que el déficit de hierro dificulta la mielinización (proceso por el que se forma una vaina o capa de mielina alrededor de los axones, que son las estructuras que salen del cuerpo de un tipo de neuronas y permiten que estas se conecten entre sí y transmitan el impulso nervioso), además de afectar a la regulación y al transporte de algunos neurotransmisores (dopamina, ácido gamma-aminobutírico o GABA, serotonina) al alterarse las moléculas que los transportan. Así, unos bajos niveles de hierro se asocian a una menor densidad de dichos receptores. La disminución de los receptores de dopamina implica una alteración en las respuestas afectivas y en el funcionamiento cognitivo; y la de los receptores GABA se asocia a la coordinación motora y a la memoria. Todo ello dificulta la transmisión del impulso nervioso y la acción de sustancias implicadas en la coordinación del movimiento, las respuestas afectivas o la memoria. Si los niveles de hierro se encuentran disminuidos en etapas tempranas del desarrollo, las alteraciones cerebrales pueden persistir en la edad adulta, reflejando un menor rendimiento intelectual, dado que el periodo de máxima actividad metabólica en el desarrollo cerebral que ocurre a edades muy tempranas hacen que sea más vulnerable a la falta de sustratos como el hierro. Entre las estructuras más afectadas se encuentra el hipocampo, región encargada de almacenar la memoria, donde la escasez de hierro está relacionada con deficiencias en el aprendizaje espacial. En el caso de que el déficit de hierro comience en el periodo de lactancia, se ha observado que la maduración del sistema nervioso central en los lactantes con anemia es menor, pudiendo dar lugar a un retraso en el desarrollo sensorial, afectivo, motor y cognitivo del niño a lo largo del crecimiento, lo que va a afectar a su función neurológica, su velocidad de procesamiento y su coeficiente intelectual.

Es importante tener en cuenta que las alteraciones producidas por déficit de hierro tienen mayor prevalencia en poblaciones con escasos recursos económicos, por lo que pueden existir otros factores de riesgo que actúen sinérgicamente y potencien la disminución del desarrollo cognitivo.

Informes recientes emitidos por la máxima autoridad europea en materia de seguridad alimentaria, la EFSA, demuestran que el papel del hierro en el desarrollo cognitivo normal se sostiene bajo una relación causa-efecto entre la ingesta de hierro y su contribución al desarrollo cognitivo del niño, especialmente en los tres primeros años de vida. Además, se ha demostrado que el hierro también participa en el buen funcionamiento del sistema inmunitario en todas las edades, incluyendo lactantes y niños.

Por todo esto, es muy importante asegurar un aporte adecuado de hierro a nuestros hijos a través de la alimentación. Y para ello no hace falta obligarles a comer lentejas —cuyo hierro absorberemos mejor si las acompañamos de pimiento o tomamos unas fresas de postre—, sino tan solo ofrecerles alimentos frescos, apetecibles y mantener una dieta equilibrada.

La importancia de las grasas para mejorar la función cerebral: no nos carguemos sus neuronas

Cuando hablamos de grasas solemos pensar en algo negativo. Tenemos tan asociado el concepto colesterol a enfermedad, que casi es inevitable que se nos pase por la cabeza que el colesterol puede tener algún beneficio para nuestra salud. Y lo tiene. Resulta que el colesterol es una molécula que forma parte de las membranas de las células que conforman los tejidos, a las cuales da fluidez, y que además participa en la síntesis de hormonas esteroideas, de vitamina D y de ácidos biliares. Entonces, ¿quién dice que no es importante? Sin embargo, hay que tener cuidado porque el colesterol es una moneda de dos caras. Si bien es cierto que es necesario para el mantenimiento de los tejidos y otras funciones, sus niveles pueden decidir si ejerce efectos positivos o negativos sobre la salud.

El colesterol es esencial para la fisiología neuronal, no solo en la vida adulta, sino también durante el desarrollo, pues contribuyen a la permeabilidad de las células, a la interacción entre estas y a la señalización. El cerebro contiene el 23 % del colesterol del cuerpo, que se encuentra formando parte de la mielina que rodea los axones de las neuronas. Además, es fundamental para transmitir el impulso sináptico. Las lipoproteínas ricas en colesterol —proteínas que lo transportan y que coloquialmente conocemos como colesterol bueno (HDL) o malo (LDL)— son demasiado grandes para atravesar la barrera hematoencefálica —que separa los vasos sanguíneos del sistema nervioso central—, por lo que el colesterol cerebral es sintetizado por las propias células del sistema nervioso. La síntesis de colesterol es muy alta en el desarrollo embrionario y hasta las dos primeras semanas tras el nacimiento, momento en que comienza a disminuir sus niveles. El intercambio de colesterol va a depender del metabolismo de las neuronas, es decir, a mayor trabajo, mayor necesidad de colesterol habrá en el sistema nervioso. Por ello es importante mantener unos niveles adecuados de colesterol, pues nuestro cerebro los necesita para su rendimiento. De esta forma, un déficit de las enzimas que participan en la síntesis de colesterol es responsable de alteraciones y defectos en el neurodesarrollo, teniendo como consecuencia una menor capacidad cognitiva.

La pérdida de colesterol cerebral, principalmente en el hipocampo, también se asocia al envejecimiento, lo cual está relacionado con procesos de pérdida de memoria. Así pues, dejemos de comprar productos bajos en grasas (por ejemplo, leche desnatada) a niños sanos. La leche, los yogures y aquellos alimentos que de forma natural contienen grasas se pueden consumir sin problemas en su forma entera, a no ser que haya una circunstancia concreta que lo impida, prescrita por un facultativo. Lo que debemos evitar es abusar de productos procesados aunque sean bajos en grasa. Cuando cojas uno en el supermercado, antes de echarlo en el carro piensa si su homólogo con grasa sería saludable para ti o tus hijos. Si la respuesta es no, déjalo en la estantería.

Es cierto que el colesterol es necesario para la vida, pero su exceso es uno de los principales factores que contribuyen a la prevalencia de enfermedades como la obesidad, patologías cardíacas, alteraciones cerebrovasculares o enfermedades neurodegenerativas. La dieta occidental contiene, y cada día más, grandes cantidades de ácidos grasos saturados y *trans*, sobre todo procedentes de productos procesados. En los últimos años se ha visto que estos efectos provocados por el exceso de este tipo de grasas en la dieta afectan también al cerebro, de forma que se incrementa el riesgo de disfunciones cognitivas, lo cual favorece el desarrollo de demencias en la edad adulta. En dichos estudios se ha determinado que el elevado contenido de ácidos grasos saturados en la dieta disminuye la integridad dendrítica del hipocampo (alterando su morfología), así como la activación de células de la microglía, se deteriora la función intelectual y, como consecuencia, el rendimiento cognitivo. Entre los mecanismos que explican estos efectos se encuentra la alteración de la función de las membranas, la inflamación y el estrés oxidativo inducidos por los elevados niveles de colesterol. Concretamente, el estrés oxidativo provocado por el exceso de colesterol en la dieta está asociado directamente a menores niveles de factor neurotrófico derivado del cerebro (BDNF), implicado en la plasticidad neuronal y en el desarrollo y diferenciación de células nerviosas. Cada vez son más las investigaciones que relacionan las disfunciones de la homeostasis del colesterol con trastornos cerebrales. El colesterol se elimina cuando se añade un grupo de hidroxilo (OH) en el proceso que se conoce como *hidroxilación* y que está mediado por una enzima. Parece ser que esta enzima se asocia a funciones cerebrales de alto orden, de manera que el aumento de su expresión —que va a hacer que se elimine más colesterol— mejora la cognición, mientras que la reducción de los niveles enzimáticos —que provocará que el colesterol se acumule y no sea eliminado— lleva a un rendimiento cognitivo deficitario. Por su parte, un exceso de colesterol en la dieta que afecte al metabolismo del colesterol en el cerebro puede contribuir a un mayor riesgo de síndromes neurológicos (alzhéimer, párkinson u otros déficits cognitivos típicos de la vejez) en edades tempranas.

En España, el 96 % de los niños toma cantidades superiores de grasas saturadas de lo que establecen las recomendaciones, por lo que no estaría de más revisar nuestras despensas y comenzar a dejar de comprar productos ultraprocesados, que son la principal fuente de grasas saturadas y *trans*.

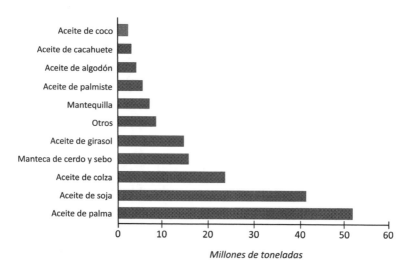

Consumo de aceites en el mundo (World Oil, 2013).

En estos meses de redacción de estas páginas, se ha formado un gran revuelo con la grasa de palma. Todos hablamos de ella, y no solo de sus terribles efectos sobre el medioambiente, sino también sobre la salud. Gran cantidad de productos procesados contienen grasa de palma, pues es muy barata y confiere propiedades muy interesantes a la industria (principalmente por lo que respecta a la textura y para evitar el uso de grasas *trans*, que tan mala fama tienen), lo que la convierte en la grasa más utilizada en los últimos años.

Incluso muchos supermercados, en aras de ser más saludables, han decidido eliminar de sus estanterías los productos con grasa de palma como una estrategia de venta más. Tengamos en cuenta que unas galletas, aunque no contengan grasa de palma, seguirán siendo galletas, un producto ultraprocesado que no aporta nutrientes y que es muy palatable, lo que hará que queramos comer más dada su asociación con los sistemas de recompensa de los que hablaremos en el capítulo 10.

La grasa de palma es una grasa saturada, por lo que debemos considerarla como tal, y sus efectos sobre la salud son los mismos que los de cualquier otra grasa saturada, como por ejemplo la panceta, a las mismas dosis. Es decir, que tomar un poco de grasa de palma no te va a matar, pero tomar grasa de palma a diario (al igual que tomar panceta a diario) puede tener consecuencias negativas sobre tu salud. En el caso de la grasa de palma, además de por el ácido graso en sí mismo, dichas consecuencias se deben a las sustancias que suelen estar presentes en los productos en los que se utiliza este tipo de aceite (harinas refinadas o azúcares simples). A día de hoy, y dado que el bombo que está suscitando la grasa de palma es muy reciente, no hay estudios sobre su relación con el desarrollo cognitivo, pero me atrevo a vaticinar que los resultados no serán buenos. Sí se ha visto que el aceite o grasa de palma, usado en sustitución de la grasa hidrogenada (*trans*) durante el periodo perinatal induce cambios en el perfil de los ácidos grasos cerebrales, provocando un aumento de las interacciones leucocitarias de la circulación cerebral en los descendientes, lo que puede desencadenar una inflamación en la edad adulta. Tampoco es necesario volverse loco con este tema, tan solo ser conscientes y responsables de lo que compramos y damos de comer a los niños: más alimentos y menos productos. No es lo mismo el colesterol del huevo (un alimento muy saludable, por cierto, y que no aumenta los niveles de colesterol en sangre) que la grasa de palma de unas chips, siendo en los dos casos grasas saturadas.

Omega-3 y otros nutrientes esenciales

El 60 % del cerebro es materia grasa, lo que significa que el tipo de grasas que le damos va a influir en su funcionamiento. Ya vimos en el capítulo 4 la importancia de la suplementación de determinados ácidos grasos en la madre durante el desarrollo cognitivo y visual del bebé. Esto se debe a que la dieta temprana influye en gran medida en la composición del cerebro adulto, lo que refuerza aún más la importancia de que la alimentación del niño sea lo más saludable posible desde los primeros meses. A continuación analizaremos cómo afectan las grasas poliinsaturadas omega-3 en el rendimiento académico del niño.

> *«El 60 % del cerebro es materia grasa, lo que significa que el tipo de grasas que le damos va a influir en su funcionamiento».*

Los ácidos grasos poliinsaturados omega-3 pueden encontrarse en su forma de alfa-linolénico (ALA), eicosapentaenoico (EPA) o docosahexaenoico (DHA), principalmente. Son ácidos grasos esenciales, dado que nuestro cuerpo tiene una capacidad muy limitada para sintetizarlos, por lo que debemos obtenerlos de los alimentos. De esta forma, se ha visto que la cantidad de DHA que contenga la corteza cerebral del niño en sus primeros años va a determinar el efecto sobre el coeficiente intelectual y su rendimiento académico, puesto que el DHA forma parte de las membranas celulares y afecta a las vías neurotróficas. La infancia es un periodo de crecimiento y maduración del cerebro, proceso que durará hasta la edad adulta, aunque es en los primeros años hasta la adolescencia cuando el DHA ejerce mayores funciones a nivel cerebral. De hecho, se ha visto que niveles bajos de DHA durante el proceso de desarrollo cognitivo del niño afecta al aprendizaje y al comportamiento. Estudios en escolares sanos han demostrado que la ingesta suficiente de estos ácidos grasos omega-3 de cadena larga mejora la memoria, la velocidad de realizar tareas cognitivas, el aprendizaje y el desempeño cognitivo. Por el contrario, dietas bajas en DHA se asocian a menores coeficientes intelectuales, problemas de alfabetización y adultos con mayor deterioro cognitivo leve. Estos efectos se deben a que el déficit de DHA en la estructura cerebral afecta a la estructura y función del hipocampo, del córtex y del hipotálamo, alterando sobre todo el aprendizaje espacial y la memoria e incrementando el comportamiento agresivo.

> **«Niveles bajos de DHA durante el proceso de desarrollo cognitivo del niño afectan al aprendizaje y al comportamiento».**

Según el Instituto de Medicina de los Estados Unidos, los niños de uno a tres años necesitan 700 mg de omega-3 al día, y los de cuatro a ocho años, 900 mg. A partir de los nueve años, pasa a depender del sexo, de forma que las niñas de nueve a trece años necesitan 1000 mg de omega-3 mientras que los niños de la misma edad requieren 1200 mg diarios. Los niños españoles consumen cantidades muy bajas de omega-3, por lo que debemos incrementar la ingesta de alimentos que los contienen, como frutos secos (nueces, almendras), aguacate, semillas o aceites vegetales (ricos en ácido alfa-linolénico, un precursor del DHA) o pescados grasos (salmón, sardinas, atún), aceites de pescado o huevos, ricos en DHA.

Más allá de los omega-3, también existen otros nutrientes esenciales a los que se les ha asociado con funciones cerebrales que mejoran el rendimiento escolar, entre los que se encuentran el yodo, el zinc, la vitamina B_{12} y el fósforo. A continuación, veremos qué hay de cierto en sus alegaciones.

El yodo es un mineral cuyos requerimientos son de 150 mg diarios, por lo que está más que justificado el consumo de sal yodada de forma habitual (no sal marina, ni de escamas, ni del Himalaya, que no contienen nada de yodo ni ninguna propiedad maravillosa diferente de la sal común), puesto que con una cucharada de sal alcanzamos las recomendaciones de yodo. Este mineral es un nutriente esencial que participa en la síntesis de hormonas tiroideas, formando parte de ellas, que a su vez desempeñan un importante papel en el metabolismo, lo que las hace indispensables para el crecimiento y maduración del sistema nervioso central durante el desarrollo embrionario y en los primeros años de vida. Así, el yodo se ha asociado a una adecuada actividad neuronal y a una mejor función cognitiva. El déficit de yodo, por lo tanto, además de causar alteraciones en el tiroides (bocio o hipotiroidismo), también acarrea problemas de las funciones cerebrales. Una reciente revisión de expertos elaborada por la EFSA indica que el yodo tiene un papel fundamental en el crecimiento y desarrollo cognitivo normales de los niños, y mantener unos niveles adecuados de este nutriente previene trastornos como retraso en el desarrollo mental y físico de los niños, deterioro de la función mental y disminución de la capacidad cognitiva.

El zinc es otro micronutriente esencial, que forma parte de numerosas enzimas, y activa la función de estas, por lo que interviene en el metabolismo de hormonas, proteínas y ácidos nucleicos, así como en el correcto funcionamiento del sistema inmune o en la percepción de los sabores y el olor. La mayor parte del zinc que hay en el organismo se localiza en el cerebro, el hígado, el riñón y el aparato musculoesquelético. Su papel en el cerebro es el de regular la capacidad de excitación de determinadas neuronas, afectando a la plasticidad sináptica y, como consecuencia, al aprendizaje. Por consiguiente, también contribuye a la función cognitiva normal. En Europa no parece haber ingestas inadecuadas de este nutriente que alteren las funciones cerebrales, y hay que ser precavidos con los excesos, pues aunque no es tóxico puede provocar la disminución de otros minerales como el cobre.

La vitamina B_{12} es fundamental durante el desarrollo embrionario ya que participa en el desarrollo del sistema nervioso y contribuye a la función psicológica y neurológica normal. Es un cofactor de una enzima que se encarga de donar grupos metilo (una molécula compuesta por un átomo de carbono y tres de hidrógeno que se agrega a las proteínas y puede modificar la forma en que estas ejercen su función), fundamental en la regulación epigenética en el desarrollo cerebral. Los déficits de vitamina B_{12} están asociados a trastornos de coordinación, parestesias, entumecimiento de la piel o disminución de la velocidad de conducción del impulso nervioso. Todo ello puede causar un perjuicio sobre el rendimiento intelectual. Sin embargo, en España la ingesta de vitamina B_{12} en la población general supera las recomendaciones, llegando a ser del 300 % según el informe ENIDE de 2015. No obstante, en adultos mayores de cincuenta años se ha asociado la atrofia cerebral progresiva con niveles bajos de vitamina B_{12} de forma mantenida, lo que aumenta el riesgo de demencia senil. Es por ello que algunas entidades, como el Instituto de Medicina de los Estados Unidos, recomienda tomar alimentos enriquecidos en vitamina B_{12} o bien suplementos, siempre bajo prescripción médica, para asegurar los requerimientos de este micronutriente. La vitamina B_{12} se encuentra en alimentos de origen animal (carne, pescado, lácteos y huevos), por lo que los vegetarianos y los veganos deben tomar suplementos, como ya han demostrado las investigaciones.

Por su parte, el fósforo interviene en funciones vitales ya que forma parte de las moléculas de ADN y ARN y de los fosfolípidos de las membranas celulares. Además de contribuir a la transmisión de la señal nerviosa, interviene en reacciones metabólicas, aportando grupos fosfato o eliminándolos, lo cual regula la actividad de las proteínas y del metabolismo. La deficiencia de fósforo es muy extraña puesto que se encuentra en la mayoría de los alimentos, por lo que su suplementación no estaría justificada. Aunque se le han atribuido propiedades en la mejora de la memoria y el aprendizaje, no hay evidencia científica sólida, ni siquiera de que los suplementos mejoren el cansancio que provoca su déficit.

En el siguiente apartado veremos si es necesario utilizar suplementos para mejorar el rendimiento académico de nuestros hijos.

Uso de suplementos y complementos alimenticios en niños para mejorar el rendimiento escolar. ¿Son necesarios?

Como hemos visto, existe una gran cantidad de nutrientes cuya ingesta debemos asegurar a través de la dieta ya que participan de forma directa en el desarrollo cerebral y en la función cognitiva. Sin embargo, esto no justifica la necesidad de tomar suplementos, que nos venden por activa y por pasiva, ante el miedo a que nuestros hijos no sean los mejores en el colegio o puedan sufrir algún tipo de deficiencia mental.

Antes de meternos de lleno en el asunto, vamos a ver qué diferencias hay entre *suplementar* y *complementar*. Un suplemento nutricional es un compuesto que va a cubrir las deficiencias de algún nutriente, normalmente esencial, permitiendo que se alcancen los requerimientos mínimos establecidos. Los suplementos se recomiendan en dosis concretas en función de las necesidades, y deben estar prescritos por un facultativo. Por su parte, los complementos dietéticos son sustancias que, como su propio nombre indica, complementan, es decir, que refuerzan los nutrientes que se obtienen de la dieta (vitaminas, minerales), sin necesidad de que exista un déficit. En general, las cantidades recomendadas de complementos suelen ser mínimas, y los encontramos en muchos productos enriquecidos o bien en comprimidos. No necesitan prescripción médica, lo cual podría ser peligroso ya que un exceso puede llegar a ser perjudicial en algunos casos.

Son muchos los complementos alimenticios destinados a mejorar el rendimiento escolar, la mayoría basados en el fósforo, el ginseng, la jalea real, la fosfatidilserina, la taurina y complejos multivitamínicos, todos ellos dirigidos a quienes necesitan rendir mucho intelectualmente, y con una clara orientación a niños y estudiantes. Sin embargo, un ingeniero que está diseñando un nuevo y complejo proyecto, por el simple hecho de hacerlo, ya está incrementando su actividad intelectual; pero este, al no tener unos padres tan preocupados con que no «pierda capacidad intelectual» y saque un sobresaliente en todos los exámenes —por supuesto gracias a «X» comprimido y no a sus capacidades propias de esfuerzo e inteligencia—, no necesita tomarlos. Y este es un aspecto que considero muy importante porque, con este tipo de productos que no sirven para lo que se venden —como veremos—, estamos atribuyendo la responsabilidad de aprobar a un factor externo. Estamos diciendo subliminalmente a nuestro cerebro que no es capaz por sí mismo de esforzarse y trabajar duro, sino que necesita ayuda externa. Estamos dejando de dar la oportunidad a nuestra mente de desarrollar todo el potencial que tiene. En definitiva, posiblemente estemos coartando el talento y la propia creencia de nuestras capacidades (o las de nuestros hijos), pues llegamos a creernos que sin «X» no seremos capaces de conseguirlo, o tal vez pensemos que nuestros hijos serán mucho mejores intelectualmente si depositamos nuestra confianza y dinero en estos complementos. Lo cual es un grave error.

Podemos hacer dos diferencias: por un lado, están los complementos destinados a mejorar la memoria y el rendimiento escolar, y, por otro, los destinados a evitar que los niños mueran desnutridos, atendiendo a sus mensajes publicitarios. Comencemos por el principio.

El ginseng es una planta cuya raíz contiene ginsenósidos. Se le atribuyen propiedades estimulantes del sistema cognitivo y de la memoria por sus supuestos efectos revitalizantes y circulatorios. Sin embargo, no existen evidencias concluyentes de que añadir ginseng a algún alimento o comprimido mejore el agotamiento, la debilidad, la concentración o el rendimiento intelectual, según informa la EFSA.

Otra de las sustancias que se añaden a comprimidos o incluso productos alimenticios es la jalea real, secretada por las abejas jóvenes y único alimento de la que será abeja reina. Se le han asignado propiedades como la vitalidad intelectual o física, la mejora del sistema inmunitario, el aumento del tono muscular, entre otras. De nuevo, la máxima autoridad en materia de seguridad alimentaria de Europa ha desmentido dichas alegaciones. De hecho, la publicidad de productos enriquecidos con jalea real suele indicar que los efectos sobre el sistema inmune y la mejora cognitiva se deben a la presencia de vitaminas, aunque de forma muy sutil, claro, no vayamos a pensar que la jalea real no tiene efectos.

Por su parte, el fósforo, del que hemos hablado anteriormente, es utilizado en muchas cápsulas para mejorar el rendimiento intelectual, atribuyéndole la capacidad de favorecer la memoria, y dirigido sobre todo a estudiantes y «mentes brillantes». Es un dicho popular que tomar mucho fósforo hace que los niños sean más inteligentes. ¿Qué dice la EFSA a este respecto? Básicamente expone que no existe una relación causa-efecto entre la ingesta dietética de fósforo y un menor cansancio o fatiga. De hecho, el Reglamento 432 de 2012 de la Comunidad Europea establece que solo pueden usarse declaraciones de salud para el fósforo en lo relativo al funcionamiento del metabolismo energético, el mantenimiento de los dientes y la correcta función de las membranas celulares. Por si fuera poco, las cápsulas que suelen publicitarse para mejorar el rendimiento suelen contener unos 2 mg de fósforo, cuando las necesidades de este mineral ascienden a unos 700 mg diarios. Es decir, que una cápsula no solo no tendrá efectos sobre el cansancio mental, sino que además solo aporta un 0,28 % de las recomendaciones de fósforo. Entonces se hace patente que es tirar el dinero, ya que resulta fácil encontrarlo en alimentos como el queso, el huevo, la leche, el pescado... Así, un vaso de leche tiene 184 mg de fósforo, es decir, noventa y dos veces más que una cápsula de complemento dietético. Normalmente la cantidad de cápsulas que suelen venir en las cajas es de cincuenta o sesenta, por lo que un vaso de leche equivaldría a unas tres cajas, que podrían costarnos alrededor de cuarenta euros. ¿Pagarías cuarenta euros por un vaso de leche solo porque llevara fósforo? Esta es la pregunta que deberías hacerte.

En el caso de la fosfatidilserina, se trata de una sustancia que forma parte de los fosfolípidos de la membrana celular y participa en la producción de la misma, sobre todo de las neuronas. Además, participa en la síntesis del neurotransmisor acetilcolina, cuya función se asocia a la memoria a corto plazo. Se le han atribuido beneficios en la memoria, los procesos cognitivos e incluso el rendimiento deportivo, llegando a alegar que mejoran el trastorno por déficit de atención con hiperactividad. Según la Food and Drug Administration (FDA, 'Administración de Alimentos y Medicamentos' por sus siglas en inglés), no existe evidencia científica que apoye la relación entre la fosfatidilserina y la disminución del deterioro cognitivo. Por su parte, la EFSA niega rotundamente que sirva para mejorar la función cognitiva o la memoria en ningún momento a lo largo de la vida, ya sea de niños, adultos, adolescentes o adultos mayores.

Otro de los compuestos que se suele encontrar en los complementos dirigidos a mejorar la memoria o el rendimiento estudiantil es la taurina, un ácido orgánico que se halla de forma natural en muchos alimentos y que participa en la síntesis de ácidos biliares. La última revisión de la EFSA por el panel de expertos declara que no se ha demostrado científicamente que la taurina tenga beneficios sobre la función cognitiva ni sobre la fatiga postejercicio.

Por último, debería incluirse en este apartado algún ejemplo de los productos enriquecidos que encontramos en el supermercado y que en la mayoría de los casos compramos porque pensamos que son mejores. Por ejemplo, cereales enriquecidos en vitaminas y hierro. Aquí cabe preguntarse: ¿para qué comprar una caja de cereales refinados con azúcares simples y grasas poco saludables a precio de oro porque lleven una mínima cantidad (normalmente no supera el 15 %) de alguna vitamina o mineral que fácilmente podemos encontrar de forma natural en otros alimentos no procesados? Digo que no superan el 15 % porque es la cantidad mínima que por ley deben añadir a cualquier producto para poder indicar en la etiqueta que está enriquecido. Pongamos otro ejemplo. La leche enriquecida con DHA para niños. Es leche que contiene 25 mg de DHA por cada 100 ml de leche, es decir, que un vaso tiene unos 62,5 mg de DHA. Si los requerimientos de este ácido graso esencial son de entre 900 y 1200 mg al día, necesitamos beber cuatro litros de leche o bien tomar entre cuatro y doce cápsulas de suplementos de DHA, cuando un trozo de salmón tiene 2593 mg de DHA o seis sardinas tienen 360 mg. ¿Te has preguntado a qué precio se pagan la leche o las capsulitas?

Finalmente quería hablar de otro tipo de productos: aquellos pensados en los casos en que tu hijo se quede con hambre y desnutrido. Si vives en el primer mundo y no tienes problemas económicos o sociales que te impidan acceder a los alimentos frescos, o bien tu hijo no tiene una enfermedad ni se encuentra en una situación que requiera de unas necesidades muy concretas, no tienes que preocuparte por esto. El principal problema de salud pública en los niños es precisamente el exceso de peso y no una desnutrición por no comer sino, en todo caso, déficits nutricionales por comer mal.

Sin embargo, nos anuncian en televisión productos para que se los demos a nuestros hijos y no sentirnos malos padres por no ofrecerles lo mejor, por dejar que pasen hambre o se desnutran. Pero, ¿de veras piensas que tu hijo no come y está desnutrido? En ese caso, te recomiendo que lo lleves urgentemente al pediatra para que le realice una revisión. Y será él quien dictamine si necesita suplementos. Es muy probable que, además, debas acudir a un dietista-nutricionista para que te ayude a reeducar su alimentación. Es evidente que si esperas a tu hijo en la puerta del colegio con un bollo de chocolate todos los días porque, el pobre, no come nada en el comedor, siga sin hacerlo. Y eso no significa que no coma, sino que no come alimentos que nutren. ¿De verdad crees que es mejor darle a tus hijos una bomba calórica (que además es igual para todos) que ayudarle a aprender a comer alimentos sanos de verdad? Le estás privando de saborear, de oler distintas sustancias, de ver colorido en el plato, de identificar texturas. Todo ello son estímulos cerebrales que sin duda no está teniendo con un batido o con un suplemento que muy probablemente no necesite.

Las farmacéuticas, en general, se encargan de que los padres nos preocupemos, de forma infundada, porque nuestros hijos no comen e incluso les ponen nombre: niños mal comedores o niños inapetentes. ¿Nadie se ha parado a pensar que igual no come porque no lo necesita, porque le estamos ofreciendo productos muy calóricos que les llena el estómago desplazando el consumo de otros alimentos, o porque le ponemos mucha cantidad? Si de verdad crees que tu hijo no come, te animo a que hagas un registro de todo lo que come durante una semana. Recuerdo que una paciente el primer día que vino a la consulta me dijo que su hijo solo comía tres veces al día, y al realizarle el registro, contabilizamos ocho veces. Y seguía sosteniendo que el niño no comía. Pues, como decía, las empresas, que saben que nos preocupamos por la alimentación de nuestros hijos, lanzan al mercado productos de alto valor energético con nutrientes que quizá tu hijo no necesite, por lo que, lejos de ayudar, podría ser que estuvieras desequilibrando su alimentación, y todo a precio de oro. Y no lo digo yo, lo dice también la Organización de Consumidores y Usuarios (OCU) y muchos otros profesionales sanitarios, afortunadamente.

El objetivo de dar comida a nuestros hijos, sobre todo al inicio, no es nutricional sino educacional, como dice el excelente pediatra Carlos González. ¿Qué quieres que coma tu hijo cuando tenga ocho años? Seguramente querrás que coma de todo (lo saludable, entiendo). Pues, entonces, tendrás que darle alimentos saludables desde el principio. Tiene que aprender a comer comiendo comida real, en lugar de papillas y preparados o complementos innecesarios.

En el capítulo siguiente hablaremos de cómo la actividad física y el peso (tanto por defecto como por exceso) pueden afectar al rendimiento escolar de los niños, así como de los alimentos que debemos dar a nuestros hijos cuando practican actividad física.

8

Peso, actividad física
y rendimiento escolar

«Si consideramos la vida física por un lado y
la mental por otro, rompemos el ciclo de relaciones
y las acciones del hombre quedan separadas
del cerebro».

MARIA MONTESSORI

Desnutrición y rendimiento escolar

El término *desnutrición* hace referencia a un estado patológico provocado por un déficit nutricional, bien causado por la insuficiente absorción de nutrientes, por una inadecuada asimilación de alimentos o por una dieta inapropiada, que altera el equilibrio del organismo e impide que este realice sus funciones correctamente. Suele darse en situaciones de escasez y de recursos económicos y sociales limitados. Es importante remarcar que *desnutrición* y *malnutrición* son términos diferentes, aunque se suelen utilizar como sinónimos. Veamos en qué se diferencian.

La principal disimilitud radica en el tipo de deficiencia nutricional. La desnutrición está causada por un déficit tanto en las calorías como en la cantidad de proteínas que se ingieren, mientras que la malnutrición no tiene por qué producirse por un déficit, también puede darse por un exceso o por un desequilibrio en la ingesta de determinados nutrientes, como vitaminas o minerales. La malnutrición afecta a ciento trece millones de niños en todo el mundo. En ambos casos, pueden tener como consecuencia el desarrollo de patologías, en menor o mayor grado según los niveles de nutrientes. En el caso de la desnutrición, por ejemplo, las dos enfermedades principales que se asocian a ella son el síndrome de Kwashiorkor, provocado por la ausencia de proteínas en la dieta, y el marasmo, consecuencia de la falta de calorías. En este sentido, la desnutrición presenta mayor riesgo de muerte y se asocia a la mitad de las muertes en menores de cinco años. Según Médicos sin Fronteras, cada año mueren entre tres y ¡cinco millones de niños menores de seis años en el mundo, sobre todo en países en vías de desarrollo y con menos recursos, y sus consecuencias son mucho peores. Sin embargo, en países más desarrollados y con mayor disponibilidad de alimentos, se están observando tasas de desnutrición o malnutrición que alcanzan el 20 % de los niños y que están asociadas a una disminución de la ingesta de alimentos saludables. Es el caso de niños con inapetencia, con patologías que afectan a la absorción de nutrientes (intolerancias alimentarias, por ejemplo), o niños y adolescentes con trastornos de la conducta alimentaria de tipo restrictivo.

La causa principal de desnutrición, por tanto, es la escasez de alimentos, que tiene como consecuencia una ingesta disminuida de nutrientes. Detectar un caso de desnutrición a simple vista puede ser tarea complicada al principio, ya que en un primer momento pequeñas deficiencias nutricionales podrían ser imperceptibles. La imagen que vemos a diario en medios de comunicación de niños extremadamente delgados en países del Tercer Mundo refleja una desnutrición severa. Sin embargo, si el déficit en la ingesta de alimentos se mantiene en el tiempo, se pueden detectar síntomas como mareos o pérdida de conciencia (en casos más agudos), cansancio, pérdida de peso y de masa muscular.

La desnutrición se puede presentar en diferentes niveles. Por un lado, según la clasificación etiológica, podemos encontrar:

1. Desnutrición primaria. Consumo insuficiente de alimentos, por escasez de recursos, dietas muy estrictas o anorexia.
2. Desnutrición secundaria. Inadecuado procesamiento de los alimentos ingeridos causado por enfermedades que afectan a la digestión: infecciones crónicas, insuficiencia cardíaca, enfermedades hepáticas, diabetes, cáncer, etc.
   Por otro lado, según el grado de desnutrición:
3. Desnutrición de primer grado. Cuando el peso corporal representa el 75-90 % del deseado para su edad y estatura. El funcionamiento celular se mantiene estable, aunque se agotan las reservas nutricionales.

4. Desnutrición de segundo grado. El peso corporal está entre el 60 y el 75 % de lo esperable. Las reservas de nutrientes se han agotado, por lo que el funcionamiento del organismo comienza a verse afectado.
5. Desnutrición de tercer grado. Las funciones celulares están muy deterioradas, llegando a pesar menos del 60 % del peso adecuado, por lo que el riesgo de muerte aumenta.

Hablemos ahora de las consecuencias que tiene en el niño, e incluso en su adultez, el no recibir los nutrientes necesarios para su correcto desarrollo. La primera consecuencia hace referencia a la salud. La desnutrición provoca alteraciones cardíacas por la debilidad muscular; debilidad del sistema inmunitario (más propensión a las infecciones o menos facilidad para cicatrizar heridas) por falta de glóbulos blancos (responsables de la lucha frente a las infecciones); anemia por el déficit de hierro; mayor fragilidad hepática, renal y pancreática causadas por la ausencia de micronutrientes y sustancias antioxidantes que permiten la formación de enzimas y hormonas; alteraciones gastrointestinales que impiden la absorción y favorecen las infecciones, causadas por la pérdida de vellosidades y por la delgadez de las paredes; pérdida de la musculatura por falta de proteínas, etc. En contraposición a lo que cabría esperar, la desnutrición en la infancia se asocia a un mayor riesgo de obesidad de adulto, debido a que los estados carenciales inducen una mayor eficiencia metabólica, sobre todo a nivel del tejido adiposo, que conduce a una tendencia a mantener y aumentar las reservas de energía. Es decir, que el organismo acumula toda la energía posible en sus adipocitos, preparado por si vuelve a sufrir desnutrición.

«La desnutrición en la infancia se asocia a un mayor riesgo de obesidad cuando se es adulto».

La segunda consecuencia está relacionada con los aspectos neurológicos. Se ha observado que la desnutrición afecta al aprendizaje, a la memoria y al desarrollo intelectual adecuado del niño, aumentando la vulnerabilidad de todos ellos no solo en la edad pediátrica, sino también en la adulta. El crecimiento, también el cerebral, depende de los nutrientes que reciba a través de la placenta (en la vida intrauterina), de la leche materna (en bebés menores de un año) o de los alimentos (a partir del año), por lo que, si se produce una falta de nutrientes, la tasa de crecimiento se verá afectada. El cerebro de un recién nacido exige el 87 % del gasto metabólico del organismo, a los cinco años requiere un 44 % y a los diez años un 34 %. Si el niño no es capaz de satisfacer las demandas de energía cuando el cerebro está en proceso de crecimiento y desarrollo, la estabilidad de ambos procesos se verá afectada, en lo sucesivo, alterándose las curvas de maduración del desarrollo cortical que se muestran en la figura, y causando efectos en la cognición, el aprendizaje y la inteligencia a largo plazo.

Hay suficiente evidencia científica para poder decir que la desnutrición infantil se asocia al deterioro cognitivo y conductual durante la infancia y también a la atención en adultos. De hecho, estudios recientes apuntan a que la desnutrición en la infancia puede tener efectos a largo plazo en los procesos de déficit de atención y rendimiento cognitivo casi cuarenta años tras el episodio, incluso habiendo tenido una rehabilitación nutricional y de forma independiente a las condiciones socioeconómicas en la infancia, lo cual tiene una importante implicación en las políticas de salud pública, especialmente en poblaciones de mayor riesgo de desnutrición en la primera infancia. Esto se explica por las marcas epigenéticas que se producen en los primeros años, cuyas huellas perduran en el tiempo y se transmiten de generación en generación, así como por la alteración genética de genes sensibles a la nutrición asociados con atención e inteligencia, como son la catecol-O-metiltransferasa (COMT) o el interferón gamma (IFN-γ).

Por otro lado, en los últimos años se han realizado numerosos estudios que establecen una relación entre las diarreas por desnutrición y el deterioro cognitivo. La desnutrición puede predisponer a procesos diarreicos, dado su impacto sobre las mucosas y el sistema inmune, por lo que nos volvemos más sensibles a los agentes infecciosos. Además, si el niño se encuentra desnutrido o malnutrido, en caso de sufrir diarreas, su recuperación será más lenta. Varias investigaciones muestran que existe una clara relación causal entre la enfermedad diarreica en la infancia y el deterioro en procesos cognitivos, medidos por un test de inteligencia, aunque todavía no se conocen los mecanismos por los que sucede.

Entonces, ¿de qué forma podemos prevenir la desnutrición? La forma más sencilla es a través de la ingesta de alimentos adecuados, ajustándose a las necesidades del niño para su correcto funcionamiento. En los niños, se pueden buscar estrategias para trabajar la desgana por comer o motivarlos para fomentar el consumo de alimentos saludables. Por ejemplo, preparar nuevas recetas en las que ellos participen de la elaboración o trabajar las presentaciones para que sean atractivas. Lo único desaconsejado es obligarles a comer, pues como vimos en el capítulo 2 podría acarrear consecuencias más negativas que positivas e incluso provocar el efecto opuesto al deseado. En la tabla de la página siguiente se pueden encontrar formas de incrementar los niveles de determinados nutrientes en la dieta. Es fundamental que exista un seguimiento por parte del pediatra durante la infancia, con el objetivo de asegurar que el crecimiento y el desarrollo del niño se realizan de forma adecuada. En casos extremos de desnutrición, se deberá acudir al médico, pues es posible que se requieran otras estrategias, incluso tratamiento por vía intravenosa.

¿Influye el sobrepeso en la memoria y otras funciones cognitivas?

Ya hemos hablado de los problemas que hay en la sociedad con el exceso de peso y las consecuencias a nivel cognitivo que esto puede conllevar. Ahora abordaremos el caso del sobrepeso centrándonos en la memoria, la inteligencia y otras funciones cognitivas.

Se ha observado en algunos estudios que, en adultos mayores, un índice de masa corporal (IMC) superior a 24,9, indicativo de sobrepeso, se asocia a una menor capacidad cognitiva general. Concretamente se han determinado valores inferiores en test neurofisiológicos de fluidez verbal, memoria libre inmediata, memoria lógica inmediata e inteligencia en adultos mayores con sobrepeso. Además, un dato muy interesante que establece una relación inversa indica que bajos índices de inteligencia en la infancia predisponen a un mayor riesgo de obesidad en adultos mayores. En cuanto a los niños, en general sucede algo muy similar a lo que establecen los estudios en adultos. Se ha encontrado una relación entre los niños con sobrepeso y un menor rendimiento de las habilidades motoras como la coordinación y la condición física, así como de la destreza manual y la inteligencia, en comparación con los niños con normopeso. Todo ello de forma independiente a los efectos que la clase social, el nivel económico o el estatus migratorio pudieran tener sobre las variables mencionadas.

Proteínas	Carnes magras, pescado, huevo y lácteos enteros y sin azúcares.
Alimentos energéticos	Pan integral, arroz integral, quinoa y otros cereales, legumbres, grasas saludables (aceite de oliva virgen, aguacate, frutos secos).
Vitamina D	Aceite de hígado de bacalao, yema de huevo, lácteos enteros, pescado azul (arenque, boquerón, salmón, atún), cereales enriquecidos sin azúcares añadidos. Exposición al sol.
Vitamina A	Huevos, lácteos enteros, hígado, pescado azul. Fuentes de betacaroteno: vegetales de hoja verde (espinacas) y frutas y verduras de colores intensos (pimientos, zanahoria, naranja).
Vitamina B_{12}	Pescado, carne, huevos, lácteos. En caso de ser vegetariano o vegano, necesitará tomar suplementos.
Folatos (vitamina B_9)	Verduras de hoja verde, legumbres, frutas. Algunos productos fortificados llevan ácido fólico añadido: cereales, arroz, harinas.
Hierro	Carnes y pescado, cereales enriquecidos sin azúcares añadidos, legumbres, verduras de hoja verde, semillas, yema de huevo, hígado, ostras y otros mariscos, frutas deshidratadas.
Calcio	Lácteos y derivados, verduras de hoja verde (brócoli, repollo), pescados azules pequeños con espinas (sardinas, boquerones), soja, legumbres, semillas (sésamo), frutos secos (almendra, avellana), avena.
Yodo	Sal yodada, lácteos, huevos, soja, mariscos, algas (cuidado con las cantidades), arándanos, legumbres.
Zinc	Huevos, cereales integrales (avena), frutos secos y semillas (nueces), verduras de hoja verde, carne, pescado, legumbres.
Selenio	Verduras, nueces de Brasil, carne, pescado, marisco, cereales enriquecidos sin azúcar, huevos, levadura de cerveza, germen de trigo.
Fibra	Frutas, verduras, cereales integrales.
Omega-3	Aceite de pescado, pescado azul, marisco, semillas, legumbres, aguacate.

Las investigaciones más recientes asocian (lo cual no implica causalidad) un índice de masa corporal elevado con déficit en la memoria de trabajo, reducción del volumen de materia gris en los lóbulos frontal y parietal y cambios en la estructura de la materia blanca del cerebro, que afectan al coeficiente de inteligencia y al rendimiento escolar. La explicación fisiológica que se atribuye al efecto del sobrepeso respecto a los menores índices de inteligencia, memoria y atención versa en la relación que existe entre la adiposidad (mayor en el sobrepeso y la obesidad) y el hipocampo. Recordemos que el hipocampo es la región del cerebro que se encarga de almacenar la memoria, sobre todo a largo plazo. Pues bien, un exceso en la cantidad de grasa, principalmente visceral, provoca la alteración de la expresión génica en el área del hipocampo (por ejemplo, en el gen de la sirtuina-1, asociada al envejecimiento y a la regulación de la ingesta), siendo estas modificaciones causadas por mecanismos epigenéticos, lo que tiene como consecuencia la disminución de la formación de la memoria gracias a la reducción de la expresión de genes que favorecen la creación de nuevas conexiones sinápticas entre neuronas. De este modo, la cantidad de grasa contribuye a disminuir la expresión de genes relacionados con la memoria.

Si relacionamos estos datos con la demencia en la edad adulta, se ha visto que el riesgo de desarrollar este deterioro cognitivo es del 74 % en personas sanas de unos 40-45 años, y del 34 % en personas con sobrepeso a edades tempranas. Así, dietas hipercalóricas que provoquen sobrepeso en la niñez o adolescencia potencian la probabilidad de desarrollar un déficit cognitivo en su adultez, incluso sin que en esta etapa se tenga exceso de peso. El efecto del exceso de grasa sobre el deterioro de las neuronas, incluso llegando a impedir que se formen nuevas células en el hipocampo, parece revertirse cuando se reduce el peso, se mejora la tolerancia a la glucosa, disminuyen los niveles de colesterol y aumentan los de leptina. Además de los efectos a nivel fisiológico, tienen lugar efectos a nivel emocional. Según un estudio reciente, los niños con sobrepeso tienen mayores dificultades para reconocer emociones, tanto interpersonales como intrapersonales, lo cual indica que su inteligencia emocional se ve afectada, actuando principalmente sobre la precisión para reconocer expresiones tristes. Estas dificultades para decodificar la emoción facial adquieren gran importancia en la niñez por sus implicaciones en las relaciones sociales. Por lo tanto, la infancia y la adolescencia son periodos muy sensibles a alteraciones tanto emocionales como en el neurodesarrollo provocadas por cambios en la composición corporal, que a su vez están asociados a mayores ingestas de grasa.

Por otro lado, y tal como ocurría en los adultos mayores, los niños cuyos resultados en cognición cerebral son mayores de cuatro años tienen una menor probabilidad de tener sobrepeso a los seis años, en comparación con niños de menor desarrollo cognitivo y con estilos alimentarios similares. En consecuencia, tener una buena función cognitiva a edades tempranas podría «proteger» de un mayor riesgo de sobrepeso a lo largo de la infancia, aunque serían necesarios más estudios que pudieran establecer una relación causal y no solo observacional.

Entre las principales causas del exceso de peso en niños se encuentra una alimentación inadecuada, que no solo hace referencia a lo que se come, sino a la calidad de la comida y al ambiente que rodea la situación, como vimos en el capítulo 2. En este sentido se ha visto que una alimentación basada en alimentos procesados afecta negativamente al desempeño académico de los niños. Estos estudios observacionales establecen que un consumo frecuente de alimentos procesados en edades tempranas (tres años) se asocia a menores puntuaciones en los test de coeficiente intelectual a la edad de ocho años, siendo un 20 % menores en los casos en que los niños consumían comida rápida cuatro o más veces a la semana. Aunque no se puede establecer causalidad, parece fundamental tener en cuenta factores que van más allá del simple hecho de pesar más o menos. En definitiva, no es tan importante el peso, sino qué hace que este aumente. Aspectos como el exceso de grasa o el tipo de alimentos que se ingieren son los desencadenantes de alteraciones que darán lugar a deterioros en la memoria, la inteligencia y el rendimiento académico.

«Una alimentación basada en alimentos procesados afecta negativamente al desempeño académico de los niños».

No hay que olvidarse de la actividad física

Antes de adentrarnos a evaluar la relación entre la actividad física y el desarrollo cerebral, quiero dejar clara la diferencia entre *actividad física* y *ejercicio físico*, que, aunque se utilizan indistintamente, no son lo mismo. La actividad física hace referencia a cualquier movimiento corporal llevado a cabo por los músculos esqueléticos que tenga como consecuencia un gasto de energía. Por ejemplo, subir las escaleras, tocar un instrumento, trabajar, limpiar, etc. Por su parte, el ejercicio físico es una actividad física planeada, estructurada, dirigida y repetitiva cuya meta es mejorar o mantener la aptitud física individual de cada uno. Un ejemplo serían los ejercicios de fuerza, velocidad, resistencia o flexibilidad. En definitiva, es lo que en general se entiende por *practicar deporte.*

El cerebro se nutre de agua, oxígeno y glucosa, fundamental para un correcto desarrollo y funcionamiento cerebrales. La glucosa y el agua son proporcionadas por la alimentación, cuanto más saludable y de calidad nutricional mejor, y el oxígeno se obtiene de la respiración. Así pues, para la mejora de las funciones cerebrales es indispensable una oxigenación adecuada. Esta oxigenación se puede mejorar de dos formas. Por un lado, respirando aire más puro: salir al campo, evitar zonas de alta contaminación, etc. Por otro lado, aumentando el ritmo de la respiración: practicando actividad física de forma regular, así como ejercicio físico aeróbico, lo que favorece la llegada del oxígeno al cerebro.

La infancia es un periodo crítico en el desarrollo del cerebro, y se caracteriza por la maduración prolongada de circuitos destinados a apoyar las funciones cerebrales. En los primeros años de vida tiene lugar un intenso crecimiento y una maduración de las estructuras de forma que, a los cinco años, ya se ha desarrollado el 90 % del cerebro. Es por ello que la infancia es una etapa en la que los efectos de la actividad física sobre la cognición pueden obtener resultados más acusados y a largo plazo. Pues bien, de todos es sabido que la actividad física y el ejercicio tienen muchos beneficios para la salud, entre los que podemos encontrar la mejora de la capacidad pulmonar y cardíaca, del sistema inmunitario o de la composición corporal. Sin embargo, sus efectos van mucho más allá de los aspectos físicos propiamente dichos, ya que además influyen en la forma en que pensamos y sentimos, así como en procesos cerebrales como el aprendizaje, la atención, la concentración, el estado de ánimo o el estrés. En relación con el aspecto más emocional, tanto la actividad física como la práctica de ejercicio físico mejoran la salud mental gracias a la liberación de neurotransmisores y hormonas, responsables de la sensación de bienestar y de la disminución del estrés y la ansiedad. Entre estas sustancias, se encuentra la *serotonina,* liberada sobre todo tras realizar actividad o ejercicio físico al aire libre, siendo esta la responsable de la sensación de calma, de la mejora de los patrones de sueño y de la regulación de la ingesta de alimentos; la *dopamina,* encargada de la sensación de placer asociada a la práctica de actividad física, lo que hace que queramos volver a practicarla, así como de una menor necesidad de acudir a la comida, tabaco o drogas como fuentes de placer; y las *endorfinas*, encargadas tanto de la sensación de felicidad, alegría y euforia, como de la reducción de la sensación de dolor, estrés o ansiedad.

Sin embargo, si nos adentramos en las funciones a nivel cognitivo de la actividad física, se ha observado que una de las más importantes es la potenciación de la neurogénesis (creación de nuevas neuronas) y la disminución de la apoptosis neuronal (una especie de suicidio de las células cerebrales). Además, favorece que las conexiones neuronales sean más eficaces y robustas, lo cual mejora capacidades como la memoria y el aprendizaje. Desde esta perspectiva, los principales beneficios a nivel cerebral de la actividad física son:

- Aumentar las capacidades cognitivas como la memoria.
- Impedir el envejecimiento cerebral, evitando la pérdida de sustancia gris.
- Favorecer la regeneración de neuronas, sobre todo en el hipocampo.
- Ayudar a focalizar y a desarrollar habilidades motoras.
- Aumentar la sensación de bienestar.
- Mejorar la atención.
- Proteger frente a la muerte neuronal.
- Desarrollar y potenciar la actividad intelectual.

¿Qué ocurre con el ejercicio y el desarrollo cerebral? Se ha demostrado que exponerse al ejercicio durante el desarrollo beneficia al cerebro durante la vida adulta, mejorando la capacidad de aprendizaje en la adultez. Esto se debe a que el ejercicio durante el embarazo mantiene los niveles de oxígeno de la madre y ello mejora el crecimiento placentario y fetal. De modo que, practicar ejercicio en el embarazo y la lactancia favorece el desarrollo cognitivo del bebé, lo cual potencia la capacidad de aprendizaje a lo largo del crecimiento.

Una de las explicaciones fisiológicas que relacionan la actividad física con las capacidades cognitivas se basa en que el ejercicio influye en los mecanismos moleculares implicados en la función sináptica subyacente al aprendizaje y la memoria. El ejercicio mantiene una estrecha relación con el metabolismo energético, por lo que parece que la regulación de los sistemas del balance energético es la vía por la cual el ejercicio afecta a la plasticidad y a la excitación de las neuronas y, por consiguiente, a la cognición, tal como muestra la figura.

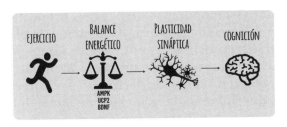

Relación entre ejercicio, metabolismo y cognición
(adaptado de Gómez-Pinilla, F., et al., 2013).

Las técnicas de neuroimagen han permitido identificar los cambios que el ejercicio induce en las redes de la corteza prefrontal, así como en los procesos cognitivos asociados, de manera que se ha visto una asociación entre una mejor aptitud física y un mayor volumen del hipocampo, lo que explica la mejora del rendimiento de la memoria. Los datos sugieren que la capacidad cardiorrespiratoria no solo evita la pérdida de tejido cerebral relacionada con la edad (sustancia gris y blanca), sino que mejora las estructuras cerebrales que participan en el control cognitivo y de la memoria, y, por consiguiente, del aprendizaje. El aumento de estas estructuras se debe a la potenciación de la neurogénesis y de la angiogénesis (formación de nuevos vasos sanguíneos) a través de la acción de factores como el factor neurotrófico derivado del cerebro (BDNF), el factor de crecimiento insulínico tipo I (IGF1) o el factor de crecimiento nervioso inducible (VGF), favoreciendo la plasticidad neuronal. De forma concreta, la actividad física se relaciona con el desempeño cognitivo de las habilidades perceptivas, el coeficiente de inteligencia, los logros, las pruebas verbales, la memoria y el rendimiento académico. Sin embargo, la relación específica con el rendimiento parece algo controvertida, pues hay estudios a favor y otros en contra. No obstante, sí se ha observado que en niños con trastorno por déficit de atención e hiperactividad (TDAH) significa una relación positiva entre la mejora de la atención de estos niños con la práctica de ejercicio.

Por su parte, la función cognitiva requiere de un buen mantenimiento de las membranas neuronales, crítica para la señalización celular. Para ello requieren la presencia del ácido graso omega-3 DHA, cuya importancia hemos visto en temas anteriores. Las últimas investigaciones indican que el ejercicio es una estrategia para preservar el DHA de las membranas de células neuronales, sobre todo del hipocampo, a través de la modulación de una proteína denominada sintaxina-3.

La actividad física moderada y vigorosa es la que mejores resultados obtiene en la función cognitiva y la atención, la planificación, el control cognitivo, la función ejecutiva y el rendimiento académico. Es decir, que estudiar después de practicar algún deporte —sobre todo los que requieren la toma de decisiones— favorecerá resultados académicos ya que aumenta la capacidad de atención. No obstante, algunos autores apoyan que determinados niveles de actividad física se asocian a un enriquecimiento del rendimiento académico, y otros no encuentran evidencias, por lo que parece existir una débil asociación entre actividad física y rendimiento académico, al menos a la luz de las últimas investigaciones. Hay que tener en cuenta que para realizar estos estudios se han utilizado las calificaciones escolares como medida del rendimiento académico, lo cual es poco acertado ya que, como ya hemos comentado, los sistemas actuales de evaluación no son los más adecuados para cuantificar el grado de rendimiento en los escolares. Esto podría explicar las diferencias en los resultados en cuanto a los efectos de la actividad física en el rendimiento académico. En contraposición, sí se ha determinado que niños con bajos niveles de actividad física muestran peores resultados académicos, un menor rendimiento cognitivo y una disminución de la actividad eléctrica cerebral. Estos datos coinciden con el hecho de que, en los adultos mayores, el aumento de la actividad física aeróbica tiene efectos neuroprotectores, lo cual mejora la estructura y función cerebrales gracias al aumento del volumen del hipocampo, como hemos explicado.

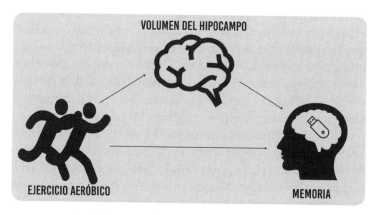

Relación entre ejercicio aeróbico y memoria
(adaptado de Chaddock, L., et al., 2010).

Pero no solo la práctica de actividad física tiene un efecto positivo sobre el desarrollo y la función cerebrales, sino que la duración y la frecuencia con que se realice puede determinar un mayor o menor beneficio. Una revisión sistemática realizada recientemente ha determinado que la práctica de actividad física durante una a tres horas a la semana o durante más de tres horas semanales tiene como consecuencia un mayor desarrollo cognitivo. Si, además, estas actividades se practican con adultos (padres o cuidadores), los efectos se ven potenciados. También hay estudios que abordan el impacto del sedentarismo en el desarrollo cognitivo, y apuntan a que funciones como el lenguaje, la cognición espacial, la función ejecutiva y la memoria pueden verse mermadas por un exceso de horas viendo la televisión o por un comportamiento sedentario en general.

Por todo ello, evitar el sedentarismo, potenciar un estilo de vida activo y la práctica de ejercicio físico son factores que van a potenciar el desarrollo cerebral del niño, mejorando principalmente la memoria, la atención y el aprendizaje.

Alimentación antes, durante y después de la actividad física

Ya sabemos que hacer actividad física es importante para un mejor desarrollo cognitivo del niño. Ahora vamos a ver cómo debemos comer en función de la actividad que realicemos y el momento en que la practiquemos.

A nivel fisiológico, hacer deporte implica una actividad metabólica que conduce a la oxidación de las grasas y al desarrollo de masa muscular. Durante el ejercicio, las necesidades de energía aumentan, para lo cual el músculo empieza utilizando la glucosa presente en el organismo. Esta glucosa procede inicialmente del glucógeno (forma en que se acumula la glucosa) muscular, de ahí la importancia de reponer los depósitos de glucógeno una vez finalizado el ejercicio para que el músculo pueda disponer de ellos la próxima vez. El glucógeno muscular solo puede ser utilizado por el músculo, ya que no pasa a la sangre, lo que hace que el nivel de reserva sea un factor limitante de la duración y la intensidad del ejercicio. Si seguimos haciendo ejercicio y estas reservas se agotan, el cuerpo empieza a buscar glucosa a través de otras vías, de forma que la obtendrá de la que circule por el torrente sanguíneo. Normalmente el ejercicio es un estímulo que hace que la glucosa del hígado y de la digestión —procedente de los hidratos de carbono— aumente y pase a la circulación sanguínea. La cuarta vía de obtención de energía es la quema de las reservas de grasa, cuya oxidación en la mitocondria dará lugar a glicerol, que será convertido en glucosa en el hígado. Esta energía es muy eficaz (se obtienen 9 kcal por cada gramo de grasa, en comparación con las 4 kcal que producen los hidratos de carbono o las proteínas), aunque muy lenta, ya que tarda más tiempo en ponerse en funcionamiento, activándose a los treinta o cuarenta minutos tras el inicio del ejercicio, siendo bastante difícil agotar las reservas.

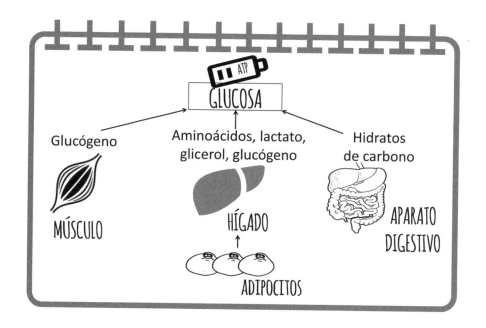

Obtención de glucosa y energía por el músculo.

Estos mecanismos de obtención de energía van a variar en función de la duración y la intensidad del ejercicio, de manera que la glucosa es el combustible principal en la primera media hora del ejercicio, cuando este es moderado y se producen picos de intensidad superiores al umbral anaeróbico. Cuando la intensidad del ejercicio es muy elevada y se realiza ejercicio anaeróbico, se libera ácido láctico, consecuencia de la sensación de fatiga. Atendiendo a la fisiología del ejercicio, un niño (o adulto) que practica deporte de forma habitual tendrá una mayor masa muscular, lo que supone un mayor reservorio de glucógeno. Esto supone que su principal fuente de energía procederá del músculo, que, además, al tener más mitocondrias (orgánulos responsables del metabolismo energético dentro de la célula), su metabolismo es mayor, gastando más energía en estado de reposo, lo cual favorece el mantenimiento del peso corporal.

Toda esta explicación fisiológica nos sirve para justificar las necesidades nutricionales que se generan alrededor de la práctica de ejercicio. ¿Qué alimentos debemos dar a los niños cuando practican actividad física?

El mayor principio nutricional en el deporte se basa en que las necesidades deben ajustarse al individuo, puesto que dependen del grado e intensidad de la actividad, así como del sexo, el peso, la altura, la composición corporal, las reservas previas o el estado de madurez puberal. De forma general, y obviando especificidades, la alimentación del niño que practica deporte debe aportarle la energía y los nutrientes suficientes para reponer y mantener las reservas de glucógeno hepático y muscular, cubriendo los requerimientos de macronutrientes y de nutrientes esenciales. Para ello hay que basarse en la composición del niño: masa muscular y masa grasa, ya que sus tasas metabólicas son diferentes.

Alimentación antes de la actividad física

Disponer de suficientes niveles de glucosa es fundamental para hacer frente al incremento en el gasto energético que provoca el ejercicio. Para ello, al menos la mitad de la energía debe provenir de los hidratos de carbono complejos (que son de absorción lenta), especialmente antes del ejercicio, con el fin de que se afiancen los depósitos de glucógeno en las horas previas y no sentir cansancio durante el ejercicio en sí. Además, si se come justo antes de la práctica de la actividad (en este caso se recomienda que sea al menos treinta minutos antes), se pueden tomar hidratos de carbono simples que aporten energía de forma rápida. En el caso de las proteínas, las necesidades de estas en los niños y adolescentes son de por sí superiores a las de los adultos, y todavía mayores en caso de practicar ejercicio. Esto se debe a que la tasa de recambio proteico es mayor y a que se utilizan aminoácidos como fuente de energía por el hígado, además de ralentizar la destrucción muscular. Así pues, para asegurar que las reservas proteicas son adecuadas, en principio no es necesario incrementar la cantidad de proteínas de la dieta ya que, según los últimos datos de consumo de alimentos en niños en España, superamos las recomendaciones diarias de ingesta de proteínas. En cualquier caso, es importante estudiar cada caso de forma individual. Respecto a las grasas, no necesitamos modificar la ingesta de estas antes del ejercicio, pues disponemos de reservas casi inagotables. Es más, comer alimentos muy grasos antes de la práctica deportiva solo consigue digestiones pesadas y menor movilidad de la sangre al músculo. En relación con los micronutrientes, hay que prestar atención a las reservas de hierro, cuya deficiencia se asocia a una menor tolerancia al ejercicio.

«Las necesidades de proteínas en los niños y adolescentes son de por sí superiores a los de los adultos, siendo todavía mayores en caso de practicar ejercicio».

Por otro lado, es cierto que determinadas prácticas deportivas pueden provocar un incremento en las pérdidas de hierro, aunque esto se contrarresta con una mayor eficacia en su absorción intestinal. En el caso del calcio, sus necesidades están aumentadas en la infancia y la adolescencia como consecuencia de la generación de tejido óseo durante el crecimiento. Durante el ejercicio, el estrés mecánico sobre el sistema esquelético puede provocar una mayor acreción de calcio, por lo que es importante asegurar su ingesta, junto a la de vitamina D, que favorece su absorción, para que la adaptación ósea sea óptima. En relación al aporte de vitaminas antioxidantes y del grupo B, no hay evidencias sobre su incremento en niños y adolescentes (en el caso de las vitaminas del grupo B, su ingesta debe aumentarse en adultos).

El rendimiento deportivo es muy sensible a la deshidratación, principalmente en la realización de actividades aeróbicas, por lo que los requerimientos de agua, que dependen del niño, de la intensidad del ejercicio y del clima, se incrementan antes del ejercicio para asegurar un mantenimiento hídrico durante el mismo.

	Hidratos de carbono	Proteínas	Líquidos	Otros
Antes	Pasta, arroz, cereales integrales (4 g/kg)	Animales y vegetales	90-180 ml (peso < 40 kg) 180-360 ml (peso > 40 kg)	Hierro, calcio, vitaminas. Hidratación
Inmediatamente antes (30-60 min)	Fruta (0,5-1 g/kg)	—		Hidratación
Durante	Fruta: plátano (0,7 g/kg por hora, repartidos cada 15-20 min)	—	150 ml / 20 min (peso < 40 kg) 250 ml / 20 min (peso > 40 kg)	Hidratación
Después	Pasta, arroz, cereales integrales (1-1,5 g/kg)	Animales y vegetales (0,2-0,4 g/kg)	450-680 ml / 0,5 kg de pérdida	Potasio. Hidratación

Alimentación antes, durante y después del ejercicio (adaptado de las recomendaciones de la Academia Americana de Pediatría).

Alimentación durante la actividad física

En el momento de estar haciendo ejercicio, sobre todo si la actividad dura más de una hora, es importante mantener los niveles de glucosa para asegurar la resistencia. Para ello, se pueden tomar hidratos de carbono simples como fruta, que, al ser de absorción rápida, permite que los niveles de glucosa en sangre aumenten de forma casi inmediata.

Cuando nos movemos empezamos a sudar, lo que supone la expulsión de agua y compuestos minerales del organismo. Para reponer esta pérdida se puede tomar agua o bebidas isotónicas. Entendemos como bebidas isotónicas aquellas que además de agua aportan minerales en concentraciones adecuadas para reponer las pérdidas, y no las que aportan sobre todo altas dosis de azúcares y energía, como muchas de las que se encuentran en el mercado y que se consumen de forma habitual como cualquier otro refresco. En este sentido, el consumo de este tipo de bebidas en niños no está recomendado, ya que a través del agua y de la alimentación repondrá fácilmente los niveles de agua y electrolitos perdidos en la práctica de actividad física, puesto que en periodos de crecimiento la pérdida de micronutrientes es mínima en los niños. Las cantidades de sodio de la dieta de un niño son más que suficientes para suplir la pérdida que se produce por el sudor. Si la actividad deportiva se reduce al ámbito escolar y no incluye competiciones, parece que la sustitución del agua por bebidas isotónicas no es necesaria ni apropiada. En cualquier caso, y puesto que en determinados casos particulares podría estar justificado tomar este tipo de bebidas, sobre todo en niños mayores de quince años que practican ejercicio físico intenso de forma habitual, su ingesta debe estar supervisada, principalmente porque podrían provocar una sobrecarga renal en función de la edad y del tipo de bebida.

Si queremos evitar las bebidas isotónicas ricas en azúcares, podemos optar por prepararnos una propia. Sin embargo, la OMS recomienda que estas bebidas isotónicas (comerciales o caseras) no se usen como método de rehidratación así como así o en enfermos, pues pueden tener una osmolaridad (concentración de glucosa y sodio) diferente a la recomendada, que debe ser reducida.

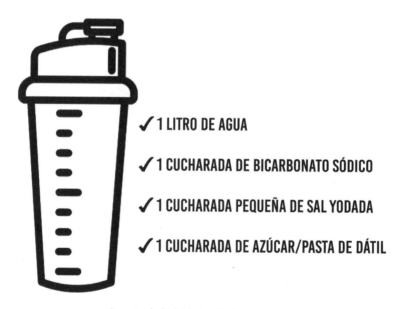

✓ 1 LITRO DE AGUA

✓ 1 CUCHARADA DE BICARBONATO SÓDICO

✓ 1 CUCHARADA PEQUEÑA DE SAL YODADA

✓ 1 CUCHARADA DE AZÚCAR/PASTA DE DÁTIL

Receta de bebida isotónica casera.

Alimentación después de la actividad física

Una vez finalizada la actividad, hay que evitar la degradación del músculo, es decir, el catabolismo muscular. Para ello, se deben reponer las reservas de glucógeno muscular ingiriendo carbohidratos complejos, junto con proteínas para la recuperación muscular. En caso de que la actividad sea de competición, es fundamental asegurar una rápida recuperación de las reservas de glucógeno para mantener un rendimiento óptimo. Para ello, se debe iniciar la reposición cuanto antes puesto que las células musculares son altamente sensibles a la insulina, y la síntesis de glucógeno es excelente. El periodo entre los primeros noventa y ciento veinte minutos tras el ejercicio parece suponer un espacio de tiempo en el que el organismo es muy receptivo a los nutrientes que recibe; es lo que se conoce como *ventana anabólica*, aunque a día de hoy es un tema algo controvertido. Esta ingesta inmediata en hidratos de carbono, principalmente simples, debe repetirse a las dos o cuatro horas de la actividad, incluyendo en este caso hidratos de carbono complejos y proteínas.

La rehidratación tras la actividad física es fundamental en los niños, ya que son mucho más sensibles a la deshidratación que los adultos, por lo que se deberá combinar la hidratación de agua con alguna fruta rica en potasio, como el plátano. Dado que la concentración de sodio y cloro en el sudor es menor que en los adultos, sus pérdidas son menores y no requieren una atención específica postejercicio.

El uso de suplementos nutricionales en edad infantil solo estaría recomendado en casos muy concretos y bajo la supervisión del pediatra y el dietista-nutricionista, por sus posibles efectos sobre la salud del niño y por su interferencia con la absorción de aminoácidos esenciales, ya que muchas de las afirmaciones sobre suplementación en niños y adolescentes no están suficientemente demostradas, sino que han sido extrapoladas de estudios en adultos. En este sentido, los suplementos proteicos no han demostrado aumentar el rendimiento deportivo en niños. Tampoco se aconseja el uso de barritas energéticas, que no aportan beneficio alguno sobre el rendimiento deportivo, aunque sí se han asociado al aumento de masa grasa debido a su alta densidad energética y a su elevado contenido en grasas y azúcares.

En general, la dieta del niño que practica ejercicio debe basarse en una alimentación normal adaptada a la cantidad de energía y proteínas y con una correcta hidratación.

En el próximo capítulo trataremos una cuestión muy novedosa que cada día cobra más protagonismo en numerosos ámbitos: la atención plena o *mindfulness*, y en esta ocasión la aplicaremos a sus efectos sobre la cognición y veremos cómo practicarla en la mesa.

9

La atención plena en la mesa, un gran aliado

«La mente es como el agua: cuando está calmada y en paz puede reflejar la belleza en el mundo; cuando está agitada puede tener al paraíso enfrente y no lo refleja».

DAVID FISCHMAN

¿Qué es la atención plena o *mindfulness*?

Comenzaremos este tema con un ejercicio. Vamos a tomar conciencia de nuestro cuerpo. Para ello, busca una postura cómoda en un lugar donde puedas disponer de cinco minutos en silencio y sin que nada ni nadie te puedan interrumpir. ¿Preparado? El ejercicio consiste en hacer un escáner corporal, es decir, centrar nuestros pensamientos en cada parte de nuestro cuerpo, empezando por los pies, y subiendo poco a poco. La idea es que de forma consciente pongas atención y notes cómo se encuentra tu cuerpo: pies, piernas, rodillas, nalgas, caderas, barriga, espalda, pecho, hombros, brazos, codos, manos, cuello, mandíbula, cara, cabeza. Identifica en qué postura se encuentran las partes de tu cuerpo, si hay dolor o tensión, las sensaciones que percibes, cómo respiras, etc.

Es posible que te hayas dado cuenta de aspectos de tu cuerpo que no habías percibido antes del ejercicio. Por ejemplo, que tu mandíbula estaba tensa. También es posible que durante el ejercicio hayas pensado en algo que falta en la lista de la compra. No te preocupes, es totalmente normal. Vivimos en un momento en el que vamos siempre corriendo, tenemos que hacer varias cosas a la vez (hablamos con nuestra madre mientras cosemos el pantalón del cole del niño o hacemos la comida) y dejamos de lado la percepción de nuestro entorno, incluso de nuestro cuerpo. Los días van pasando sin que nos detengamos a observar, a disfrutar y a prestar atención a los pequeños detalles: los colores del cielo en el atardecer, el olor del pelo de tu hijo cuando se baña, la expresión de nuestra cara cuando hablamos por teléfono, etc. Dejamos de prestar atención a las cosas y a nosotros mismos. Prestar atención. De eso va este tema.

La atención plena, también conocida como *mindfulness* o conciencia plena, es una filosofía de vida que se basa en la meditación, sin que esta tenga componentes de espiritualidad, entendiendo por meditación la actividad intelectual que centra la atención en un pensamiento, sentimiento, proceso u objeto. De esta forma, la atención plena nos permite tener una herramienta para mejorar la calidad de vida, con un enfoque científico que se centra en poner toda la atención en el momento presente a través de la concentración, la conciencia y la autoaceptación sin juzgar, y que permite potenciar el autocontrol, el desarrollo de la resiliencia (capacidad de superar situaciones traumáticas) y los recursos de afrontamiento. De forma más concreta, vamos a ver qué beneficios a nivel fisiológico y neurofisiológico ha demostrado la ciencia que tiene la práctica de la atención plena.

- Control del estrés y la ansiedad. Practicar la atención plena disminuye los niveles de cortisol, una hormona que se libera ante estímulos estresantes.
- Disminuye el insomnio. Favorece la reducción de la activación cortical por la noche, por lo que ayuda a dormir mejor.
- Mejora el control sobre las emociones. El autoconocimiento ayuda a gestionar mejor las emociones, a través de la identificación de situaciones y su asociación con determinados estados emocionales.
- Optimiza los recursos del sistema inmunitario. La funcionalidad de los linfocitos (las células de la sangre que participan en la respuesta inmunitaria) y los niveles de anticuerpos aumentan.
- Efectos positivos en la percepción del dolor. El programa de disminución del estrés basado en la atención plena (MBSR) se utiliza en el estrés crónico además de en la ansiedad y la depresión, ya que se ha observado que ayuda a reducir la sensación

de dolor. Las áreas de evaluación negativa del dolor se desactivan, mientras que las relacionadas con procesos de curación y resiliencia se activan.

- Protección del cerebro. Aumenta el tamaño de los telómeros (extremos de los cromosomas que se acortan con la senectud), lo cual protege del envejecimiento y de patologías asociadas a la vejez.
- Desarrollo de la inteligencia emocional. La atención plena ayuda a conocerse mejor a uno mismo, así como a aceptarse, lo que permite evolucionar y adquirir mayor control emocional. De esta forma se consigue que las cosas afecten menos.
- Mejora las relaciones interpersonales. Se adquiere mayor habilidad para comunicar las emociones con asertividad (expresar nuestros deseos de forma amable y sin atentar contra los demás) a otras personas y evitar, así, conflictos.
- Favorece la creatividad. Al calmar la mente y alejarla de los pensamientos, permite disponer de más espacio y capacidad para generar nuevas ideas.
- Modificaciones en la estructura cerebral. A nivel estructural, se producen varias modificaciones: *a*) aumenta la densidad de los axones de las neuronas y la cantidad de mielina en la corteza cerebral; *b*) se incrementa la actividad de la corteza prefrontal izquierda (asociada al bienestar y la resiliencia); *c*) se eleva la concentración de materia gris en regiones del cerebro (hipocampo) que participan en la memoria, el aprendizaje y la atención; *d*) se modifica la corteza prefrontal retrolateral, asociada a la conciencia y el procesamiento de información compleja y abstracta; *e*) cambia la estructura de la corteza sensorial e insular (centros corticales del procesamiento de información sensorial y de la propiocepción de la conciencia corporal), de la corteza cingulada anterior y media (que participan en la autorregulación emocional, la atención y el autocontrol) y el fascículo longitudinal superior y el cuerpo calloso (sustancia blanca que comunica los dos hemisferios).
- Cambios en los patrones de actividad cerebral. No solo se dan cambios estructurales, sino que, a través de estudios de neuroimagen, se ha visto que se modifican procesos cognitivos prefrontales superiores (pensamientos), lo que provoca la modulación de la actividad de otras áreas cerebrales relacionadas con el procesamiento de las emociones, como la amígdala.

- Aumenta la capacidad de concentración. El entrenamiento de la conciencia y la atención plena para dirigir procesos mentales ayuda a mantener la concentración. Las técnicas de MBSR se han empezado a utilizar recientemente en el tratamiento del TDAH.
- Mejora la atención. La actividad de las ondas alfa y theta de las neuronas de la corteza prefrontal y la corteza cingulada anterior se incrementa durante la práctica de la atención plena, sobre todo a largo plazo, lo que mejora las áreas cerebrales relacionadas con la atención.
- Facilita el aprendizaje. Debido a la mejora en la capacidad de atención, los procesos de aprendizaje también se ven favorecidos.
- Potencia la memoria de trabajo. La atención tiene como resultado mejorar la habilidad para regular el ritmo de las ondas alfa (filtran las distracciones), lo que induce una mayor capacidad de recordar e incorporar nuevos hechos más rápidamente.
- Rendimiento académico. Existen investigaciones que demuestran la influencia positiva de la atención plena en la mejora del rendimiento académico, donde se observan mejores resultados académicos en los grupos que la practicaban. Tener un mayor grado de conciencia plena, un mejor autocontrol y un menor nivel de percepción del estrés ayuda a optimizar el éxito académico.

A continuación, vamos a ver los efectos de los programas educativos que incluyen la práctica de la atención plena sobre el desarrollo cognitivo, intelectual y emocional de los alumnos.

En educación infantil se ha visto que la práctica de la atención plena en el aula alcanza mejores resultados en actividades relacionadas con el aprendizaje, en el desarrollo socioemocional y en la flexibilidad cognitiva. Asimismo, se produce un aplazamiento de la recompensa, es decir, que se deja de actuar con el único objetivo de obtener una recompensa material. En primaria, los datos señalan que mejora el autocontrol, la empatía (son menos egoístas), el optimismo, el control emocional y la responsabilidad social al mismo tiempo que disminuyen los síntomas depresivos. Finalmente practicar la atención plena en secundaria potencia el rendimiento académico y de la memoria y disminuye el estrés. Sin embargo, estudios recientes han demostrado que no solo los efectos son positivos en los alumnos, sino también en los docentes. Por ello, se han diseñado programas específicos para profesores, cuya intervención ha mostrado una mejora de los niveles de estrés, de la relación con los alumnos, de la regulación emocional, de la autocompasión y aceptación (es decir, de no juzgar) y de los patrones de sueño. Las implicaciones a nivel educativo que tiene la mejora de todos estos procesos son increíbles, sobre todo si integramos la práctica de atención plena con la educación socioemocional en el aula, lo cual refuerza la autoconciencia, fortalece la gestión emocional, mejora la capacidad de resolver conflictos y potencia la empatía. Y todo ello no solo genera un mejor ambiente social y personal, sino que también ayuda a un mejor desarrollo cognitivo y emocional del niño, dotándole de herramientas que le ayudarán a gestionar situaciones difíciles en su edad adulta. En la bibliografía se pueden encontrar dos libros recomendados para practicar la atención plena con niños (*Tranquilos y atentos como una rana* y *Burbujas de paz*) y otros para poner en práctica la atención plena en el aula (*Mindfulness para profesores, El maestro atento* y *Mindfulness para enseñar y aprender*).

En definitiva, podríamos comparar la práctica de la atención plena con la actividad física, con la salvedad de que la segunda es un entrenamiento físico y la primera un entrenamiento mental, aunque ambas confluyen en tener numerosos beneficios a nivel físico, mental y emocional. Todo ello gracias, en parte, a la neuroplasticidad, a la conectividad cerebral, a la mayor flexibilidad cognitiva y a los cambios permanentes en el funcionamiento cerebral.

Trucos para practicarla en familia

Una vez que conocemos en qué consiste la práctica de la atención plena, vamos a ver cómo podemos ponerla en práctica en familia. Para ello, propongo varios ejercicios para realizar con los niños.

1. Trabajar la respiración. Crea con tu hijo una figura de papel (por ejemplo, un barco) para cada uno. Si os apetece, las podéis pintar y decorar. Tumbaros en el suelo, colocad los barcos sobre la barriga, y observad el movimiento del barco al respirar, alterando la respiración de lenta a agitada, y viendo la frecuencia del movimiento (si el mar está agitado o en calma), cómo nos sentimos al cambiar la respiración, etc.
2. Conciencia del propio cuerpo. Bailar juntos es la mejor forma de conectar con el cuerpo y expresar las emociones. Podéis poner canciones que os transmitan diferentes estados de

ánimo (alegría, tristeza, sorpresa, miedo, etc.) y expresar esas emociones a través del movimiento corporal.

3. Integridad. Compra una pizarra donde el niño pueda anotar las tareas de la casa, repartidas entre la familia; haced listas de tareas y planificaciones. Esto ayudará a establecer el orden mental.

4. Aquí y ahora. Iros un día al parque o al campo y jugad a descubrir objetos. Por ejemplo, coged una flor y tratad de describir el máximo número de atributos posibles: colores, formas, olores, utilidades. Practicad la contemplación y la observación, centrándoos en la belleza y en el momento presente.

5. Observar las emociones. Ayudar a los niños a expresar sus emociones con palabras fomenta su autoconocimiento y gestión emocional. Para ello, podéis jugar al «tiempo de las emociones», simulando la meteorología. Por ejemplo, preguntando cada día al levantarse: «¿Cómo está hoy tu tiempo?» Si está contento y de buen humor, estará soleado; si está de mal humor, nublado; si está enfadado, habrá tormenta.

6. Conectar con nosotros. Saber analizar nuestro estado es importante para conectar con nuestra mente y conocernos mejor. Antes de dormir, por ejemplo, podéis hacer un balance del día, explicando las emociones y pensamientos que se han tenido. En casa, nosotros jugamos a lo que llamamos «Mejor-Peor»: durante la cena nos decimos qué ha sido lo mejor del día y lo peor y por qué. No tiene por qué ser con la familia, puede ser cualquier cosa (un atasco, el atardecer, un beso, etc.). Es una forma de expresar nuestros sentimientos, canalizarlos, compartirlos y analizarlos. Os sorprenderíais de las reflexiones que puede llegar a hacer una niña de 4 años. Yo, a veces, no doy crédito.

Ya sabemos lo que es la atención plena, los beneficios que nos reporta su práctica habitual (algunos autores apuntan que con media hora diaria es suficiente para generar cambios a largo plazo) y cómo practicarla en familia. Ahora vamos a ver cómo se ha empezado a asociar al acto de comer y de qué forma podemos ponerla en práctica en familia. Se conoce como comer con atención plena o *mindful eating*, y consiste en estar totalmente presente en el acto de comer, poniendo todos los sentidos en ello. Nuestra relación con la comida refleja la actitud que tomamos hacia el entorno. No existe una forma correcta o incorrecta de comer, sino diferentes grados de conciencia en el momento de la comida, a los que normalmente no prestamos atención porque estamos pensando en otra cosa, aprovechamos la hora de la comida para responder *e-mails* o hacer la lista de la compra, o simplemente tenemos nuestra mente alejada de las señales que el cuerpo genera mientras comemos.

Comer conscientemente es nutrir al cuerpo y a la mente mientras disfrutas de ello, sin establecer juicios sobre los tipos de alimentos que consumes. No hay alimentos prohibidos ni permitidos, solo sensaciones y elecciones a las que prestar atención. De esta forma, nos permitimos tomar conciencia y estar presentes al cien por cien en el acto en sí: observemos la textura, el color, la apariencia, la presentación y los aromas de los alimentos; identifiquemos los sonidos al masticar o cortar los pedazos; prestemos atención a la rapidez con la que masticamos o nos metemos el siguiente bocado; pensemos en cómo nos sentimos; analicemos nuestras elecciones alimentarias; identifiquemos las sensaciones de hambre y saciedad; evaluemos por qué hemos elegido comer en un sitio y en un momento concretos, y pongamos todos nuestros sentidos al cocinar. En definitiva, se trata de sincronizar y sintonizar mente y cuerpo, en este caso a la hora de comer. Y te preguntarás: ¿para qué sirve esto?

Aunque es una disciplina que se ha empezado a investigar recientemente, ya se ha observado que practicarla en la mesa ayuda a mantener hábitos alimentarios saludables prolongados en el tiempo ya que disminuye la ingesta compulsiva y el comer emocional, al mismo tiempo que mejora la autorregulación con la comida. De esta forma, nuestras elecciones son más conscientes y se realizan con libertad y responsabilidad. Por tanto, practicar la atención plena en la mesa con nuestros hijos les ayuda a ser más autosuficientes y responsables de sus elecciones alimentarias. Para ello, además de enseñarles la práctica de la atención plena, hemos de despertar su curiosidad y hacerles partícipes en las decisiones en torno a las comidas, de forma que sean ellos mismos quienes puedan elegir qué y cómo comer, sin prohibiciones, siempre y cuando la oferta de alimentos sea saludable.

Para practicar el comer con atención plena necesitamos, en primer lugar, crear un ambiente agradable. Es decir, buscar un momento en el que no tengamos prisa y podamos dedicar un tiempo a estar en la mesa (quizá durante la cena, por ejemplo), y librarnos de posibles distracciones (teléfono, televisión, móviles o deberes). Hacerlo en familia potencia sus efectos en los niños y les ayuda a interiorizarlo como algo más natural. Una vez sentados, debemos identificar nuestras señales de hambre antes de empezar a comer y, durante la comida, dedicar todos los sentidos al acto en sí: saborear, comer despacio, oler, identificar texturas, etc. Todo ello sin olvidar que debe ser un momento de disfrute y diversión. Por eso a continuación voy a plantear algunos juegos para poder ponerlos en práctica en familia:

1. Hambrómetro. Podemos crear una especie de metro de cartón, hecho por los niños, numerado del uno al diez. Cada vez que comamos en familia, usaremos el hambrómetro para que cada uno diga cuánta hambre tiene antes de empezar. Incluso podemos anotar en una pizarra los resultados de la semana y luego analizarlo todos juntos.

2. Juegos de memoria y atención. A través de estos juegos, fomentamos la capacidad de que la mente se centre. El juego consiste en dar un tiempo para observar los alimentos que hay en la mesa y recordarlos. Pasado ese tiempo y con los ojos cerrados, habrá que decir el mayor número de ellos, pudiendo dar un punto por cada alimento recordado. Es importante felicitar al niño por sus aciertos y motivarle a mejorar la próxima vez.

3. Identificar emociones. Antes de comer, preparamos una caja con un objeto dentro, en este caso puede ser el postre, como por ejemplo una manzana. Lo envolvemos con varias capas de papel. Cuando estemos todos sentados, cada persona deberá pensar en qué objeto puede esconder la caja, así como explicar qué siente en cada momento (sobre todo al no saber qué hay dentro). Se puede agitar, mover o jugar con la caja sin abrirla en un primer momento. Una vez que haya pasado por todos, se podrá empezar a quitar capas hasta descubrir el objeto. En el proceso, iremos observando los gestos de la cara, y comentando las sensaciones que se van teniendo al estar más cerca de descubrir qué hay dentro.

4. Comer despacio. La práctica de comer con atención plena incluye comer despacio. Para ello, jugaremos a los detectives. Un miembro de la familia deberá ejercer de detective. Los demás tendrán la tarea de soltar el cubierto entre bocado y bocado. El detective deberá anotar cuántas veces lo hacen o no los demás. De esta forma se practica la atención y la concentración (tanto en el detective, que debe estar pendiente,

como de los comensales, que deben prestar atención a soltar el cubierto), así como comer más despacio. Podría ser interesante implementar esta actividad en el comedor escolar, invitando a crear un ambiente agradable: a la vista, al oído, al olfato, sin prisas, con música, etc.

«Debemos identificar nuestras señales de hambre antes de empezar a comer y, durante la comida, dedicar todos los sentidos al acto en sí: saborear, comer despacio, oler, identificar texturas, etc».

Además de estos cuatro juegos, se pueden inventar decenas de ellos que no solo harán las comidas más divertidas y ayudarán a practicar la atención consciente mientras se come en familia (o en el colegio), sino que favorecerán un ambiente agradable, distendido y unido en familia, potenciando las sensaciones positivas y permitiendo que los niños aprendan a descubrir sus propias emociones.

Hablando de emociones, en el próximo capítulo abordaremos cómo influyen en las elecciones alimentarias, cómo se establecen relaciones emocionales inadecuadas con la comida en la infancia y cómo estas pueden afectar a largo plazo.

10

El papel de las emociones: premios y demás detractores cognitivos

> «No somos responsables de las emociones,
> pero sí de lo que hacemos con ellas».
>
> JORGE BUCAY

¿Cómo influyen las emociones en las elecciones alimentarias?

Nacemos con una preferencia innata por el sabor dulce y un rechazo por el sabor amargo, lo cual tiene una explicación basada en la evolución y la supervivencia. La necesidad de sobrevivir hace que estemos predispuestos a elegir el sabor dulce debido a que, por un lado, la leche materna, principal alimento del bebé, es dulce, y, por otro, a que los alimentos energéticos también suelen serlo. En contraposición, y también como mecanismo para mantenernos vivos, rechazamos el sabor amargo ya que la mayor parte de los venenos y tóxicos lo son. Estas preferencias se van modificando con el paso del tiempo de forma fisiológica, disminuyendo la preferencia por el dulce a medida que crecemos y aumentando el umbral de tolerancia para el sabor amargo. A no ser que mantengamos el estímulo. Es decir, las experiencias tempranas pueden modificar la evolución natural de dichas preferencias. La exposición constante y continuada a productos excesivamente dulces durante la infancia puede alterar el patrón y modificar la elección alimentaria, afectando a la salud a largo plazo. De esta manera estamos potenciando o limitando la aceptación de ciertos sabores desde niños. Por ejemplo, si el niño come verdura desde pequeño estará más predispuesto a elegir sabores amargos, mientras que si consume habitualmente alimentos muy dulces (y no me refiero a fruta, sino a productos con azúcares añadidos), su paladar tenderá a tener mayor tolerancia por este sabor.

Como ya vimos, la capacidad de percibir los sabores comienza en el útero, y no debemos olvidar que desde ese instante no termina nunca, por lo que los alimentos que elegimos dar a nuestros hijos influyen más allá del aspecto meramente nutricional. La exposición repetida a alimentos nuevos o no deseados que ocurren en un ambiente positivo y de apoyo puede promover la aceptación y, finalmente, una preferencia por esos alimentos. Por el contrario, los niños que son presionados a comer ciertos alimentos pueden mostrar una menor preferencia por esos alimentos más adelante.

> **«Los niños que son presionados a comer ciertos alimentos pueden mostrar una menor preferencia por esos alimentos más adelante».**

El sabor de un alimento se define como la combinación perceptual de tres sistemas sensitivos que son anatómicamente diferentes: el olfato (nervio craneal 1), la estimulación somatosensorial química oral (nervio craneal 5) y el gusto (nervios craneales 7, 9 y 10). Las señales producidas por los tres sistemas llegan al cerebro, donde se procesan junto a otros estímulos externos como las emociones o los pensamientos asociados al momento de la ingesta.

¿Cómo pueden afectar las emociones a las elecciones alimentarias? Seguro que ante la pregunta «¿quién crees que elige lo que comemos?», nuestra respuesta será «nosotros». Sin embargo, esto no es del todo así. Por un lado, la publicidad emocional a la que estamos sometidos constantemente ejerce una fuerte influencia sobre nuestras elecciones. Seguro que sabríamos nombrar tres alimentos que nos hacen sentir felices, sanos y ligeros, y que los tres se anuncian en televisión (periódicos u otros medios). Es muy probable que hayamos pensado en un refresco de cola, algún chocolate, algún producto con envase rosa, alguno *light* o «sin» (lactosa, gluten) o un helado. Por otro lado, las preferencias alimentarias van a venir determinadas por las experiencias previas aprendidas y por las expectativas que se tienen sobre el consumo del producto elegido. Cuando elegimos un alimento, la mayoría de veces sin pensarlo —o eso creemos—, es porque queremos conseguir algún objetivo, bien sea físico (paliar el hambre, obtener nutrientes), social (una comida familiar) o emocional (sentirnos mejor, ocupar el tiempo). Es en este último caso cuando las emociones pasan a desempeñar un importante papel en lo que elegimos comer. Nuestro estado de ánimo puede alterar nuestra relación con la comida y al revés, es decir, que comer determinados alimentos puede influir en nuestro estado anímico. Y esto no siempre ocurre de forma consciente.

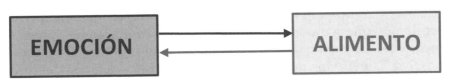

Relación entre las emociones y las elecciones alimentarias.

Además, la relación entre ambos es compleja y a veces no es fácil distinguir qué es causa y qué consecuencia. Además de factores más fisiológicos como el hambre y la saciedad, que regulan la ingesta de alimentos tanto en cantidad como en calidad, otros factores neurológicos y emocionales pueden determinar qué comemos. Y aquí hablamos del *cómo* y del *para qué* comemos. ¿Te has preguntado alguna vez por qué te apetece una onza de chocolate después de comer, cuando teóricamente no deberías tener hambre? ¿Qué objetivos buscas comiéndotela? Es muy posible que el objetivo sea emocional. Muchos pacientes comentan que «necesitan algo dulce después de comer para sentir que han terminado». Bien, la fruta es dulce, y un dátil también lo es. ¿Por qué chocolate? Es más: ¿por qué necesitan algo dulce? Las respuestas pueden ser infinitas, pues cada caso tendrá una explicación, pero hay algo en común en todos: no es una cuestión nutricional sino anímica. Quizá por una conducta aprendida— como veremos más adelante—, quizá por buscar una sensación (sentirse más tranquilo, canalizar un enfado, etc.), quizá por una cuestión social (quedar bien, no salirse de lo socialmente aceptado), etc. Todas ellas se relacionan con la parte más primitiva de nuestro cerebro: las emociones. Por esta razón es importante enseñar a nuestros hijos a relacionarse de forma adecuada con la comida, sin crear una dependencia o una asociación emocional inapropiada, como veremos en el último apartado del tema. Para ello, la mejor forma de educarles en las preferencias de sabores es teniendo alimentos saludables en casa y ofreciéndoles distintos sabores con los que puedan experimentar.

Sistemas de recompensa, memoria y desarrollo cognitivo

Cuando elegimos un alimento como consecuencia de una emoción, en nuestro cerebro se activan vías diferentes a cuando lo hacemos por el simple acto de nutrirnos. Se trata de lo que se conoce como sistema de recompensa cerebral, y está formado por un conjunto de estructuras que, a través de estímulos externos, nos hace sentir bien o incluso puede modificar otros comportamientos gracias al refuerzo positivo. Este sistema no se centraliza en una zona concreta del cerebro, sino que afecta a seis áreas diferentes, que trabajan conjuntamente y están interconectadas:

- La amígdala, encargada de regular las emociones.
- El área tegmental ventral, donde se libera la dopamina.
- El núcleo accumbens, que controla la liberación de dopamina.
- El cerebelo, responsable de las funciones musculares.
- La glándula pituitaria, que libera las endorfinas y la oxitocina.
- La corteza prefrontal y la región límbica, centros moduladores de la conducta y las emociones, que tienen conexiones recíprocas con el núcleo accumbens y el área tegmental.

Este circuito recibe una acción y genera una sensación. Pero no solo responde con bienestar, sino que también actúa a nivel del aprendizaje y la memoria, ya que es capaz de establecer asociaciones con el fin de que la acción placentera se repita. Y todo ello se produce de forma extremadamente rápida y atravesando todas las estructuras, desde la zona más primitiva y básica hasta el lóbulo frontal, donde la información se integra en forma de motivaciones, que conducen a planear acciones voluntarias que nos acerquen al objetivo —el placer— a través del aprendizaje, la conducta flexible y la toma de decisiones.

Estímulos como la comida envían señales al sistema para que se liberen los principales neurotransmisores responsables de la sensación de placer, como la dopamina y la oxitocina. El objetivo de la activación de este circuito es establecer conductas que se repitan para asegurar la existencia. Un claro ejemplo, además de la comida, es el sexo, cuya sensación placentera hace que queramos repetir la acción con el fin de asegurar la supervivencia de la especie, bien mediante la reproducción o por la ingesta de alimentos, entendidos como comportamientos básicos. Sin embargo, realizar otras acciones que nos hacen sentir bien también puede activar este sistema. Es lo que ocurre con las adicciones como el tabaco o las drogas.

No obstante, ¿existe la adicción a la comida? Estudios recientes han identificado que la ingesta de azúcar y de grasa activa áreas cerebrales similares a las que se activan con el consumo de cocaína. Ya hay suficientes indicios, y con solidez, que apoyan que algunos alimentos pueden alterar el circuito de recompensa, convirtiéndose en potencialmente adictivos. Esto significa que la tolerancia a estos aumenta: se necesitan cada vez más dosis para tener la misma sensación de bienestar. Investigaciones basadas en cuestionarios que analizan la adicción a la comida (cuestionario YFAS) realizadas en adolescentes con sobrepeso hallaron que entre el 40 y el 70 % de los niños obtuvieron una puntuación que indicaba «adicción a la comida», que, además, se relacionaba con una mayor frecuencia de atracones, deseo intenso por determinados alimentos y mayor sintomatología depresiva.

> ## *«La ingesta de azúcar y de grasa activa áreas cerebrales similares a las que se activan con el consumo de cocaína».*

Los estudios realizados en adultos con sobrepeso reportan que el deseo de comer determinados alimentos se acerca al 20 %. Entre los alimentos que más presentes estaban en las situaciones de «deseo de comer» se encontraban, en orden decreciente: chocolate (70 %), bebidas azucaradas (59 %), helado (58 %), patatas fritas (57 %), pan blanco (55 %).

La respuesta cerebral a los alimentos cambia en función del nutriente que contenga. Se ha observado que el azúcar activa de forma directa la ruta de la serotonina, uno de los neurotransmisores implicados en el circuito de recompensa junto con la dopamina. Al monitorizar la actividad cerebral tras la ingesta de alimentos con cantidades diferentes en grasas y azúcar, se ha determinado que, cuando los niveles de ambos son bajos, se activan zonas relacionadas con el sabor. Cuando la cantidad de grasa aumenta, se produce una respuesta significativa de los sistemas de recompensa y su consiguiente sensación de placer. Si, en lugar de la grasa, añadimos azúcar, se activa el circuito completo, dando lugar a una respuesta exagerada del sistema de recompensa. Esto se debe a la palatabilidad que tienen ambas sustancias. Es decir, si mantenemos la preferencia innata que hay en la infancia por el sabor dulce, ofreciendo alimentos ricos en azúcares, estamos programando al cerebro para que necesite ciertas dosis de esta sustancia para sentirse bien. Detalle que conoce muy bien la industria alimentaria, por cierto, y motivo por el cual añade azúcar a gran cantidad de productos procesados con el fin de mejorar su sabor y palatabilidad, generar mayor necesidad de consumo y para alargar la duración y la caducidad de los productos.

Dado que no existen muchos estudios sobre este tema, no hay evidencia que relacione una modificación de los circuitos de recompensa con un efecto sobre el desarrollo cognitivo. Lo que sí se conoce es que el sistema de recompensa está relacionado con el aprendizaje basado en la experiencia emocional, por lo que un uso adecuado estableciendo las asociaciones correctas podría potenciar la motivación, la atención y el aprendizaje.

Entonces, ¿qué podemos hacer si hemos detectado una relación emocional con la comida? En primer lugar, saber si estamos comiendo por hambre real o emocional. En segundo lugar, identificar cuál es la asociación y de dónde proviene. En tercer lugar, prestar atención a qué emociones buscamos al comer determinados alimentos, para poder trabajarlas y gestionarlas de forma adecuada. Y, por último, ir disminuyendo las cantidades del alimento «emocional» de forma progresiva hasta que dejemos de sentir la necesidad de consumirlo. Este proceso no es sencillo, y muchas veces necesitarás ayuda de profesionales, que en este tema deberán ser un dietista-nutricionista y un psicólogo de forma conjunta. El cambio de hábitos empieza en la cabeza, se produce en la cabeza y se lleva a cabo con cabeza. Es posible reprogramar al cerebro para aumentar el deseo de consumir alimentos saludables y disfrutar, es decir, obtener la misma sensación de bienestar que produce el circuito de recompensa. Y así lo demuestra de forma sólida un estudio realizado en adultos con sobrepeso y obesidad a los que se propuso una dieta equilibrada basada en alimentos saludables saciantes y de bajo índice glucémico, junto con una intervención de educación alimentaria llevada a cabo por nutricionistas. Tras la intervención, se analizaron áreas del cerebro relacionadas con la recompensa y la sensación de placer al comer, y los resultados mostraron que se producía una mayor actividad cerebral en el grupo de estudio respecto a la sensación de deseo por los alimentos saludables, disminuyendo el deseo de aquellos alimentos menos saludables. Por esta razón, y aunque hacen falta más investigaciones al respecto, parece que se puede reeducar la asociación entre las emociones y la comida.

En resumen, elegimos los alimentos que comemos porque, en unos casos, nos van a hacer sentir mejor porque tenemos hambre y necesitamos nutrirnos, y, en otros, porque los asociamos a una emoción. Es importante tener en cuenta que todos estos complejos mecanismos se van estableciendo desde edades muy tempranas, cuando premiamos, castigamos o prohibimos con comida, como veremos en el siguiente apartado.

La comida es comida, no un premio ni un castigo

Como es comprensible, utilizar la comida como moneda de cambio es un error. La comida es alimento, no un trofeo ni una represalia, y por ello es muy importante no castigar, sobornar, premiar, prohibir ni obligar a los niños con comida. Porque cuando utilizamos la comida como moneda de cambio, sobre todo en los niños, estamos creando esas asociaciones cerebrales que activan el sistema de recompensa o bien otros circuitos cerebrales con el fin de obtener una recompensa emocional, y romper esas asociaciones en la edad adulta es muy complicado, pues se vuelven pensamientos inconscientes.

«Es muy importante no castigar, sobornar, premiar, prohibir ni obligar a los niños con comida».

Dicha recompensa se obtiene tras la realización de una conducta motivada, para lo que es necesario un estado inicial de desequilibrio homeostático, por ejemplo tener hambre. La necesidad de alimento provoca que el organismo trabaje para buscar comida (refuerzo positivo) y saciar así su hambre (recompensa). Las conductas motivadas se controlan y regulan mediante tres sistemas: el homeostático, el hedónico y el estrés. El sistema homeostático, integrado en el hipotálamo, hace referencia a señales externas como modificaciones hormonales, que inducen a un desequilibrio; este trabaja, sobre todo, a nivel de necesidades primarias como el sexo, la temperatura, el hambre o la sed. El sistema hedónico, integrado en el núcleo accumbens, es el emocional, es decir, regula la sensación subjetiva de bienestar o placer que provocan las conductas de refuerzo. Por último, el estrés, regulado por la amígdala, permite, a través de la regulación de la sensación subjetiva de miedo, evitar situaciones que producen daño, como comer algo en mal estado, evitar ir a sitios peligrosos, etc.

¿QUÉ PASA EN NUESTRO CEREBRO ANTE ...?

CASTIGO

No hay dulces si se porta mal
No hay parque si no se lo come todo

LO QUE INTERPRETA EL CEREBRO DEL NIÑO

« Los dulces son para momentos **buenos**»
« Si me siento culpable, no como »
« Para poder divertirme me lo tengo que comer todo »

PREMIO

Ofrecer dulces cuando se porta bien, esté triste o para que deje de llorar

LO QUE INTERPRETA EL CEREBRO DEL NIÑO

« Me merezco comer dulces »
« Necesito dulces para sentirme mejor o estar más tranquilo »

PROHIBICIÓN

Alimentos que no queremos que coma

LO QUE INTERPRETA EL CEREBRO DEL NIÑO

« Tengo más curiosidad por probarlos»

OBLIGACIÓN

Obligar a comer (generalmente verduras)

LO QUE INTERPRETA EL CEREBRO DEL NIÑO

« Los rechazaré en el futuro»

ALTERNATIVAS

Reparar el error

Enseñar a identificar el hambre y darle la responsabilidad de decidir cuánto quiere comer

Usar refuerzos positivos: ir al parque, bailar juntos, leerle un cuento...

No tenerlos, permitir que los pruebe sin hacerle ver que están prohibidos. Explicarle las consecuencias de comerlos con frecuencia

Respetar sus gustos y sus niveles de hambre, así como su decisión de probarlo. Tener alimentos saludables en casa.

El impulso del castigo proviene de la parte más primitiva del cerebro, que se comunica de forma directa con el sistema del placer, manteniendo entre sí un constante diálogo. Que predomine uno u otro sistema determinará la decisión que tome el sistema frontal para llevar a cabo la conducta. Si castigamos con comida —o más bien sin ella—, o la utilizamos para conseguir que el niño nos haga caso, los mecanismos cerebrales del sistema del castigo se activan todavía más, lo cual induce a sensaciones negativas incluso de sufrimiento, lo que hará que se necesite consumir esa sustancia de la que ha sido desprovisto. Además, la asociación cerebral que se establece es la de que el alimento con el que se ha castigado al niño es bueno, ya que si se porta bien se le permite consumirlo. Cuando el niño se porta mal, lo mejor es buscar una consecuencia acorde a su mal comportamiento, sin que esta tenga que ver con la comida y, a ser posible, que sea positiva, para evitar que se creen autoconceptos. Por ejemplo, si ha tirado el vaso de leche, en lugar de castigarle podemos ayudarle a que lo recoja y explicarle las consecuencias que tiene tirar la leche, así la próxima vez tendrá más precaución. Castigarle con no darle más leche solo fomentará en el niño la sensación de culpabilidad y conseguirá que aprenda a usar el castigo como forma de relacionarse.

En el caso de los premios la cosa es más obvia, pues se activan los mecanismos del bienestar y la recompensa de forma totalmente directa. Por eso es tan importante que sepamos elegir bien los premios y, antes de eso, pensar si son necesarios. Pongamos un ejemplo: tu hijo ha recogido todos los juguetes y, como premio, le compras un helado. ¿Cuál crees que es el efecto cerebral? Principalmente que el niño piense que, para comer helado, tiene que recoger los juguetes. Se pierde el sentido de hacer las cosas bien por la propia satisfacción que produce en sí mismo o por la aprobación de sus padres. El niño no va a recoger los juguetes porque sepa que debe hacerlo y que es lo correcto, sino para recibir su premio. Además, curiosamente no se premia nunca con comida saludable (verdura, fruta, legumbres) ni se castiga con comer chocolate o golosinas, sino todo lo contrario, lo cual hace que el niño idealice alimentos que no debe consumir (los del premio) y denigre o desfavorezca los que sí debería comer (los del castigo o la obligación). Por otro lado, si utilizamos el premio para conseguir que coma, como ofrecerle alguna recompensa si se come lo que le pones, acabaremos logrando que a la larga elija comer menos cantidad de los alimentos que queríamos que comiera para obtener el premio.

Cuando obligamos a un niño a comer, bien porque consideramos que debe comer más cantidad o porque queremos que pruebe o coma un alimento en concreto —por ejemplo, verduras—, conseguimos el efecto totalmente opuesto. En primer lugar, se establece una asociación entre la comida en general y el sufrimiento, la batalla y el miedo. En segundo lugar, el niño puede comer —incluso más de lo que necesita— por el simple hecho de satisfacer a los padres —tenerlos contentos— y para no recibir represalias, por lo que utilizará la comida para satisfacer a los demás o a sí mismo en el futuro o para evitar sentirse culpable. Y, por último, terminará rehusando los alimentos a los que le obligaban y algunos más. Debemos tener en cuenta que los niños, aunque son niños, no son tontos. Quizá no pensamos que no tenga más hambre, o que le hayamos puesto demasiada comida, de modo que hay padres que sirven el mismo plato para el niño que para el adulto, sin pararse a pensar que el tamaño del estómago de su hijo puede ser la mitad o la cuarta parte del suyo. Podríamos dejarle decidir cuánto se quiere poner en el plato y, si no se lo termina, no preocuparnos en exceso. Como dice Carlos González, no va a ser tan tonto de tener hambre y no comer. Quizá no le guste, o simplemente ese día no le apetezca, igual que nos pasa a los adultos. ¿Acaso nosotros nunca tenemos días en los que no nos apetece comer garbanzos? En este caso, ofrezcámosle otro tipo de alimento de los que haya en la mesa, por si le apetece más.

Es importante darle opciones al niño y favorecer que pruebe alimentos sin necesidad de obligarle a ello. Por ejemplo, podemos disponer diferentes tipos de alimentos en la mesa y ofrecerle probarlos para que se vaya acostumbrando a sabores diversos. Incluso podríamos mezclar un alimento que le guste con otro que le guste menos para crear asociaciones positivas que, finalmente, hagan que aprecie el nuevo alimento por sí solo. Entre los dieciocho meses y los seis o siete años es normal que rechacen probar alimentos nuevos: es lo que se conoce como neofobia. Lo importante es no darle mucha importancia, y que los alimentos saludables estén siempre a su disposición. Tarde o temprano acabará por comerlos. También podemos probar con cortar el alimento en trozos pequeños. Se ha visto que cuando los bocados son menores hay más probabilidad de que los prueben. Debemos tener presente que el hecho de que un niño diga que no quiere comer o probar algo no significa que nunca jamás lo vaya a probar. Démosle la libertad de hacerlo cuando se sienta preparado y la responsabilidad de decidir cuánto quiere comer.

Es muy cruel obligarnos a comer algo que no nos gusta. ¿Cómo te sentirías tú?

Finalmente, prohibir al niño que coma no hace más que aumentar su deseo por consumir ese alimento. Eso sin contar el sentimiento de culpabilidad que tendrá si finalmente se lo come porque está haciendo algo «malo». El cerebro traduce las palabras a través de imágenes para asociarlas a los pensamientos. La palabra «no» como expresión negativa no tiene representación en imágenes para el cerebro, por lo que no se procesa. Si decimos «no saltes en el sofá», el cerebro entiende «saltes en el sofá» porque es capaz de traducirlo en un sofá y una persona saltando. Esto es lo que explica que, cuando nos prohíben algo, queramos con más anhelo ese algo. Imaginemos tener delante algo que nos gusta mucho y que no nos dejen cogerlo. Es como si después de un mes sin ver a nuestro hijo, nos lo ponen delante y no nos dejan abrazarlo. Si no queremos que se acostumbre a comer algo, no lo tengamos en casa, y mucho menos a la vista. ¿De qué sirve que no le dejes comer chocolate si él te ve coger una onza cada día después de comer? ¿Por qué tú puedes y él no? Muchas veces lo hacemos por su bien, y de forma inconsciente, pero creamos en el niño una controversia, pues si le estamos diciendo que no es bueno para él pero aun así nos lo comemos nosotros, ¿quizá sea que no le damos valor a nuestra salud?, ¿quizá pueda pensar que le engañamos? En cualquier caso, predicar con el ejemplo siempre es una buena opción, pues la mayor parte del aprendizaje se realiza a través de la observación y la imitación, gracias a las neuronas espejo dedicadas a replicar comportamientos ajenos.

En el próximo capítulo abordaremos un tema cada vez más estudiado y relacionado con el desarrollo cognitivo: la inteligencia emocional. Veremos cómo afecta a la inteligencia y al aprendizaje y el papel que desempeña la alimentación.

11

Inteligencia emocional y alimentación: un tándem

«Al menos el 80 % del éxito en la edad adulta proviene de la inteligencia emocional».

Daniel Goleman

A lo largo de la lectura de este libro no dejamos de hablar del desarrollo intelectual del niño, de cómo mejorar su memoria y atención, así como de potenciar su rendimiento académico. Y aunque en el capítulo anterior hemos tocado el aspecto emocional en relación con la comida, no podemos pasar por alto el protagonismo que ejerce el cerebro emocional en el niño.

Ya hemos comentado que, en los primeros años de vida, la emoción supera al raciocinio. Y, aunque pueda parecer mentira, sigue ocurriendo lo mismo en la edad adulta, puesto que nuestro cerebro emocional influye en el racional. Cada emoción implica un sentimiento, que se traduce en un pensamiento, y a continuación se genera una acción. Las decisiones más importantes que tomamos en la vida se basan, en definitiva, más en las emociones que en la lógica. Uno no decide ser padre cuando, de forma lógica, debería serlo, sino cuando siente el deseo de hacerlo. Al igual que la inteligencia racional se utiliza para la resolución de problemas lógicos, la inteligencia emocional nos ayuda a alcanzar metas y a sentirnos bien con nosotros mismos y con los demás. Numerosas investigaciones demuestran que las personas con una mayor inteligencia emocional son más felices, tienen más éxito en el trabajo y son capaces de tomar mejores decisiones.

«*Las personas con una mayor inteligencia emocional son más felices, tienen más éxito en el trabajo y son capaces de tomar mejores decisiones*».

El concepto de *inteligencia emocional* fue acuñado por Peter Salovey y John Mayer en 1990, quienes la definieron como la «capacidad de regular y controlar los sentimientos de uno mismo y de los demás, y utilizarlos como guía del pensamiento y de la acción». Este concepto se basa, por un lado, en la teoría de las inteligencias múltiples de Howard Gardner, como vimos en el capítulo 3, donde hablaba de los siete tipos de inteligencia que hay; y, por otro lado, en el concepto de *inteligencia social* de Edward Thorndike, que definió este concepto como «la habilidad para comprender y dirigir a los hombres y mujeres, muchachos y muchachas, y actuar sabiamente en las relaciones humanas». Sin embargo, no fue hasta 1995 cuando Daniel Goleman, al que se considera el padre de la inteligencia emocional, difundió el término tras la publicación de su obra con el mismo título. A partir de este momento, las corrientes anteriores que estudiaban el comportamiento del cerebro tuvieron que incluir la noción de *cerebro emocional* con el fin de incorporar las habilidades emocionales a las racionales y lógicas. Así, la inteligencia emocional se centra en gran cantidad de habilidades, entre las que destacan la empatía, el control emocional, la comprensión de los sentimientos, la capacidad de adaptación al cambio, la resolución de problemas y el respeto o las habilidades sociales. Podemos resumir la inteligencia emocional en el desarrollo de cinco habilidades básicas:

1. Manejo de las emociones. Se basa en ser capaces de controlar los impulsos y adaptarlos al objetivo. Por ejemplo, si un niño quiere una pera de postre en lugar del plátano que le hemos ofrecido, ponerse a dar golpes en la mesa para conseguirlo sería una respuesta emocional desmesurada para el objetivo que pretende conseguir. Para entrenar esta habilidad debemos comenzar por ser capaces de controlar la duración de las emociones (enfado, tristeza, euforia).

2. Toma de conciencia de las emociones. Como hablábamos en el capítulo anterior, la toma de conciencia nos ofrece el control de la situación y la capacidad de tomar decisiones más acertadas. En primer lugar, debemos poner en práctica nuestra capa-

cidad de identificar las emociones que sentimos analizando situaciones anteriores similares. Deberemos terminar pudiendo distinguir qué sentimientos estamos teniendo en el momento.

3. Desarrollo de la empatía. La empatía es la capacidad de ponerse en el lugar del otro y reconocer sus emociones. Para ello, es muy importante interpretar el lenguaje no verbal (tono de voz, gestos, mirada, expresión corporal, etc.). Percibir lo que siente nuestro hijo cuando está enfadado nos permite comprenderle y ayudarle a gestionar mejor sus emociones.

4. Manejo de las relaciones. El poder de la empatía también nos permite modular nuestras relaciones con el entorno y controlar nuestras emociones con los demás. Somos seres sociales y debemos aprender a relacionarnos no solo a nivel social, sino también a nivel emocional. Tener una decepción con un amigo y no ser capaz de hablarlo con él no hará más que deteriorar la relación y crear asperezas entre ambos.

5. Capacidad de automotivación. Sentirnos motivados con lo que tenemos que hacer mejorará el rendimiento y el aprendizaje de cualquier actividad que emprendamos. En esto se basa el cambio educacional que se está dando en los colegios, sobre todo en la educación infantil, donde se está pasando de primar el aprender a leer lo antes posible a centrarse en la motivación por aprender, lo que potencia el éxito a medio y largo plazo. Los resultados exitosos dependen de la perseverancia, de saber disfrutar aprendiendo, de tener confianza en uno mismo y de ser capaces de sobreponerse a las derrotas.

Parece ser, entonces, que las emociones tienen un papel mucho más importante de lo que se pensaba anteriormente, también en lo que a rendimiento académico se refiere. El sentido más estricto de la palabra *emoción* hace referencia a las reacciones psicológicas y físicas momentáneas. *Emoción* y *sentimiento* no son sinónimos, pues los sentimientos engloban las emociones y les añade la duración mediante su asociación con un pensamiento, lo cual las dota de significado psicológico.

EMOCIONES + PENSAMIENTOS = SENTIMIENTOS

Por tanto, todas las emociones no tienen por qué acabar en los mismos sentimientos; dependerá del pensamiento asociado a esa emoción. Pongamos un ejemplo: si llegas a una reunión de amigos y al entrar todos te miran y tú haces una gracia, puedes pensar que has hecho el ridículo, con lo que sentirás vergüenza; o puedes pensar que es una oportunidad para pasarlo bien, con lo que sentirás alegría. Misma situación, distintos pensamientos, deja lugar a sentimientos diferentes. Desde esta perspectiva, trabajar los pensamientos en relación con las emociones puede determinar nuestra forma de enfocar una situación y, por consiguiente, de vivirla de una u otra forma. La capacidad de que nuestros pensamientos sean lo más acertados y positivos posibles forma parte de la inteligencia emocional. Trabajar estos conceptos comienza con la educación de los hijos, que es cuando podemos ayudarles a desarrollar su inteligencia emocional, que les servirá en el futuro para mejorar sus relaciones laborales, sociales y personales. Que un niño tenga mayor inteligencia emocional en sus primeros años de desarrollo le ayudará a disponer de mejores capacidades en su etapa adulta.

Entonces, ¿la inteligencia emocional sirve para mejorar el rendimiento académico?

Ya hace tiempo que se sabe que el coeficiente intelectual de una persona no predice el éxito que pueda tener en la vida o que llegue a ser más feliz. La diferencia radica probablemente en las decisiones que tome, en su seguridad en sí mismo o en la forma en que se relacione con su entorno, entre otros aspectos, como hemos comentado. Estas capacidades que no vienen determinadas por lo inteligente que uno sea, sino por la inteligencia emocional, que nos ayudará a entender las emociones, a ser más competentes, a relacionarnos bien con los demás y, de esta forma, a ser más felices. De hecho, los investigadores apuntan a que el coeficiente intelectual solo cuenta un 20 %; el resto depende de otros factores, entre los que se encuentra la inteligencia emocional. Esto no significa que las capacidades del coeficiente emocional sean opuestas a las del coeficiente intelectual, sino que son complementarias e interactúan de forma dinámica. El rendimiento académico dependerá de saber cómo aprender, o lo que se conoce como *aprender a aprender* y no de memorizar en sí mismo. Para mejorar el rendimiento escolar es necesario reeducar aspectos como la confianza, la curiosidad, la intencionalidad, el autocontrol, la comunicación, las relaciones y la cooperación.

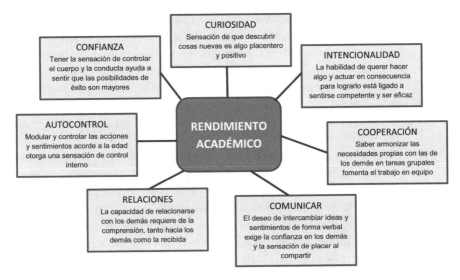

Aspectos de la inteligencia emocional que mejoran el rendimiento escolar.

Las últimas investigaciones apuntan a que las dificultades para regular las emociones tienen una implicación negativa en la adaptación académica, aumentando su dificultad. En este sentido, las habilidades que se adquieren con la inteligencia emocional contribuyen a mejorar el rendimiento académico de cinco formas:

1. Facilitan el pensamiento. El desarrollo intelectual implica regular las emociones para posibilitar el pensamiento, incrementar la concentración y rendir mejor en condiciones de estrés.

2. Aumentan la motivación intrínseca del estudiante para alcanzar sus logros a través del trabajo escolar, de manera que conseguirá el éxito académico y mejorará, posiblemente, su futuro profesional. Establecer diferentes tipos de metas académicas tiene como consecuencia un mayor rendimiento, constancia y autoeficacia.

3. Mejoran la interacción social. La capacidad de relacionarse con otros alumnos y profesores, establecer roles, mejorar las expectativas positivas y facilitar la conducta social efectiva crearán un ambiente propicio para potenciar el desarrollo cognitivo.

4. Dan ventaja en determinadas materias académicas que requieren considerar objetivos relacionados con el afecto y aspectos emocionales (arte, literatura, diseño). La ejecución

académica mejora cuando la inteligencia emocional es mayor, pudiendo ser escasa o nula para otras materias (por ejemplo, matemáticas). En este punto radica la importancia de identificar qué habilidades emocionales tiene el niño para orientarle mejor sobre en qué puede destacar y potenciarlo. Si tu hijo va mal en matemáticas, ¿por qué lo apuntas a clases particulares de matemáticas si lo que se le da realmente bien es el ballet o el arte?

5. Establecen una relación indirecta entre la inteligencia emocional y el rendimiento académico. Existe una asociación entre procesos emocionales y aprendizaje, provocada porque el desajuste emocional afecta a la capacidad de concentración y memoria, de modo que disminuye el trabajo escolar y aumentan la ansiedad y la frustración. De esta forma, una mayor inteligencia emocional mejora el equilibrio y bienestar psicológico y, como consecuencia, evita la ansiedad y la depresión que, a su vez, se asocian con peores tasas de rendimiento académico.

¿Cómo se relaciona la inteligencia emocional con la alimentación?

En primer lugar, hemos de saber que las hormonas y los neurotransmisores que regulan la ingesta de alimentos también participan en funciones cognitivas, por lo que el fallo de estos sistemas afecta también a la forma en que elegimos lo que comemos. Esto apoya la importancia de la psicoeducación en la regulación de los hábitos alimentarios. Como vimos, el sistema hedónico y el sistema homeostático están interconectados y dialogan, toman decisiones en función de la experiencia, aportada por la amígdala, y de la preferencia de los alimentos, en la que participa la corteza prefrontal. Las hormonas que activan el apetito, llamadas orexinas, activan las células colinérgicas del cerebro basal anterior, que activan la corteza prefrontal y el hipocampo, lo que conduce a la activación de los procesos de atención y memoria. Se ha visto en experimentos en ratas que impedir la acción de un tipo de orexina en el hipocampo interfiere con el aprendizaje de tareas espaciales. En contraposición, la administración intravenosa de orexinas potencia el desempeño cognitivo en tareas de memoria a corto plazo, así como la administración de leptina (la hormona reguladora del apetito) en el hipocampo facilita el aprendizaje. Nuestra mente tiene la capacidad de representar estados emocionales y atribuir pensamientos a estos, lo que permite desarrollar un aprendizaje por imitación, gracias a las neuronas espejo. Los procesos de aprendizaje por imitación tienen una base cultural importante. No se come, habla o duerme de la misma forma en una parte del mundo que en otra. Los conceptos de *alimento* y *dieta*, entendida esta última como el hábito de alimentarse, son muy distintos entre regiones y países. Decidir qué comer o no requiere de la integración de todas las estructuras cerebrales relacionadas con el aprendizaje, la inteligencia emocional y la regulación homeostática, por lo que lo que enseñemos a nuestros hijos en las etapas tempranas del desarrollo en cuanto a su alimentación se establecerá como hábito en el aprendizaje y permanecerá estable, de la misma forma que aprenden el lenguaje, por lo que será difícil cambiar en la edad adulta. Por eso, a través del ejemplo y del desarrollo de capacidades de inteligencia emocional podemos —y debemos— ayudar a nuestros hijos a que adquieran hábitos alimentarios saludables desde pequeños.

> *«A través del ejemplo y del desarrollo de capacidades de inteligencia emocional podemos —y debemos— ayudar a nuestros hijos a que adquieran hábitos alimentarios saludables desde pequeños».*

La inteligencia emocional nos va a ayudar a mejorar la capacidad de reconocer situaciones emocionales con la comida, a identificar las emociones que nos llevan a querer un alimento u otro, a reconocer nuestras sensaciones de hambre y saciedad y tomar las decisiones acertadas mientras comemos, y a tener autocontrol. Si enseñamos a nuestros hijos a potenciar estas capacidades, estaremos fomentando una relación emocional sana con la comida. Una correcta alimentación junto con la inteligencia emocional crean un efecto simbiótico no solo a nivel del desarrollo cognitivo, sino también a nivel de la gestión emocional con la comida.

¿Cómo potenciar la inteligencia emocional del niño?

Hay muchos libros sobre inteligencia emocional en niños (algunos de ellos se pueden encontrar en la bibliografía). Cada vez son más los pediatras, psicólogos y educadores que rechazan los castigos y chantajes emocionales y que tratan de ver al niño como una persona que necesita aprender a desarrollar sus talentos para alcanzar la salud emocional. Nuestra misión como padres o educadores es ayudarles a conseguirlo, hacerles sentir comprendidos y acompañarlos en el camino. Para ello, podemos poner en práctica diversas estrategias: la comunicación no verbal, la comunicación verbal y la identificación de emociones. Vayamos paso a paso.

1. La comunicación no verbal nos dice mucho más que la verbal, y esto se refleja mucho en los niños, pues la controlan de forma menos consciente. Cuando un bebé llora, nos toca, nos sonríe o nos mira atento, se está comunicando con nosotros. Mantener el contacto visual con el niño le hace sentir seguro, sabe que estamos ahí. Si además mostramos una mirada tranquila y agradable, percibirá cariño y sosiego, lo cual potencia aún más el desarrollo cerebral. Es por ello que mantener el contacto visual con el niño, principalmente a su altura, cuando le hablamos o cuando observamos sus movimientos, es fundamental para su desarrollo emocional.

2. Comunicarse a través de la palabra es otra forma de ayudar al niño a entender el lenguaje y a comunicarse, a saber expresarse y encontrar las palabras que expliquen cómo se siente. Acostumbra a conversar con tu hijo sobre sus sentimientos; pregúntale cómo se lo ha pasado en el colegio (antes de saber si ha hecho todas las fichas), con quién se ha divertido más, cómo se ha sentido cuando su amiga le ha quitado el color con el que estaba pintando, etc. Por un lado, sentirá que le importas y, por otro, aprenderá a expresarse, razonar, poner ejemplos, dar su opinión o identificar sus emociones y expresarlas sin tapujos, sin juicios.

3. Aprendemos por imitación, como ya hemos comentado en alguna ocasión. Por eso es importante que enseñemos al niño a reaccionar ante las emociones y que este entienda que no tiene nada de malo estremecerse ante una situación que te conmueve ni mostrar los sentimientos. Cuando se ría, puedes reírte con él; cuando se enfade, puedes mostrarle tu interés en ayudarle; cuando llore, puedes acariciarle para ayudar a que se tranquilice. Serás el espejo visual de sus emociones, lo que le ayudará a entender sus sentimientos, a conocerlos y a mostrarlos. Para tratar el tema de las emociones de forma di-

recta, existe un libro muy recomendable: *Emocionario*, en cada página, hay una emoción descrita. El libro va mucho más allá de las emociones básicas: alegría, miedo, ira y tristeza. Lo puedes utilizar para que el niño aprenda a identificar todas las emociones y situaciones que pueden desencadenarlas.

Además de la identificación de emociones, debemos ayudar al niña a canalizarlas, tanto si son positivas como negativas. Enséñale a tolerar la frustración y la ira, que formarán parte de su camino hacia el éxito. Ayúdale a afrontar las emociones antes de que ocurran. Por ejemplo, que diga que algo le molesta antes de enfadarse o gritar. Fomenta la empatía mediante el uso de preguntas en las que se tenga que poner en el lugar de otro («¿cómo crees que se siente tu hermana cuando le has pegado?»). Y edúcalo en un ambiente democrático, de pactos y diálogos, pues la familia es el ambiente de aprendizaje más propicio.

En definitiva, ofrece a tus hijos la confianza suficiente para que puedan expresar sus preocupaciones o sus alegrías, donde se sientan cómodos para comunicar sus emociones y pensamientos. Si aprenden a hacerlo de niños, lo harán a medida que crezcan y sabrán extrapolarlo a otros contextos. Recuerda que el 80 % de sus éxitos vendrán dados por su inteligencia emocional.

En el siguiente capítulo veremos cómo dos factores muy presentes en la edad infantil, como son el descanso y el estrés, pueden influir en el desarrollo intelectual del niño, y estableceremos estrategias para prevenirlo.

12

Cansancio y estrés, dos factores que afectan al desarrollo cognitivo

«No duermas para descansar. Duerme para soñar, porque los sueños están hechos para cumplirse».

WALT DISNEY

Los niños necesitan dormir, todos lo sabemos. Lo que quizá no sepamos es que cada década pierden treinta y siete minutos de sueño. Los niños españoles se acuestan una hora más tarde y se levantan media hora antes que la media europea. En definitiva, un 60 % de los niños no duerme las horas recomendadas. El tiempo de sueño de los niños va disminuyendo progresivamente desde el nacimiento. Durante los dos primeros años de vida pueden dormir unas 9.500 horas (trece meses) y mantenerse despiertos 8.000 horas (once meses); hasta los cinco años duermen aproximadamente la mitad del día, y a partir de los seis años el sueño pasa a ocupar el 40 % de las horas del día. En la siguiente tabla se detallan las horas de descanso recomendadas según la edad.

¿Qué ocurre en nuestro cerebro mientras dormimos? Hasta hace algunas décadas se pensaba que durante el sueño nuestro cerebro se desconectaba. Sin embargo, esto no ocurre así. El sueño es un estado de relajación donde se activan las ondas alfa, responsables de que abandonemos el estado de consciencia que tenemos durante el día y de que solo queden activas en el cerebro aquellas conexiones que nos parecían más relevantes o preocupantes. Esto explica por qué justo antes de dormirnos, e incluso cuando dormidos, revivimos los problemas y los percibimos de forma diferente, pues nuestro cerebro les está prestando más atención. Es curioso el hecho de que el cerebro sea capaz de asociar mucho mejor las ideas precisamente cuando no pensamos en ellas de forma activa y las dejamos reposar, como ocurre durante el sueño. Por eso muchas veces encontramos la respuesta a los problemas o bien aparecen las ideas brillantes cuando nos despertamos. Así, dormir no es más que una forma diferente de pensamiento donde la parte consciente no es capaz de interpretar, pues la corteza prefrontal (responsable de tomar decisiones) está prácticamente inactiva y se activan áreas cerebrales relacionadas con la creatividad y el pensamiento abstracto o ilógico. En el tiempo que pasamos dormidos, nuestras neuronas se sincronizan para procesar la información que se ha recogido durante el día, las células que sintetizan mielina incrementan su producción para facilitar la reparación cerebral, aumenta la eliminación de residuos nocivos (como los de beta-amiloide) que se acumulan durante la vigilia, se activan regiones cerebrales asociadas a la memoria y se consolida el aprendizaje.

Horas de sueño diarias recomendadas	
De 0 a 1 año	16-17 h (nueve horas por la noche y el resto durante el día)
De 1 a 3 años	11-14 h (por la noche y en la siesta*)
De 4 a 5 años	10-12 h por la noche
De 6 a 12 años	9-12 h
De 13 a 18 años	8-10 h
+18 años	8 h

* A los 2-3 años es habitual que dejen de dormir la siesta.

El tiempo que duermen los niños se relaciona de forma directamente proporcional con su capacidad de aprendizaje, comportamiento activo, memoria, y rendimiento del lenguaje y, en consecuencia, con un mayor rendimiento escolar. Por el contrario, cuando se duerme poco, se pierde parte del sueño REM (movimientos oculares rápidos), una fase importante para poder dejar grabados en la memoria los aspectos aprendidos, así como para recuperarse y poder estar dispuesto a aprender nuevas cosas al día siguiente. La relación entre el sueño REM y el aprendizaje está muy estudiada, de manera que se ha visto que los niños que tienen una fase REM más intensa aprenden más que los que tienen menor número de fases REM o estas son de menor intensidad. En los adultos, la fase REM puede ocupar el 20-25 % del tiempo total de sueño, pero en los niños alcanza hasta el 80 %. De ahí la importancia del sueño en el aprendizaje y la memoria en la edad infantil. Los mecanismos principales por los que se relaciona el descanso con estos dos factores del desarrollo cognitivos son:

1. Efecto de la privación del sueño sobre al aprendizaje. Cuando se priva de sueño, la actividad cerebral es mucho menos funcional, sobre todo en el hipocampo, lo que conduce a peores resultados académicos puesto que el cerebro tiene que trabajar más (utilizando mecanismos compensatorios) para realizar las tareas. La privación del sueño también afecta a la memoria emocional.

2. Mejora en el aprendizaje logrado tras un periodo de sueño. Si la falta de sueño tiene un efecto negativo en el aprendizaje, dormir —y no solo descansar— tiene un efecto potenciador en la retención de conceptos. Se ha demostrado que después de periodos de sueño profundos, la retención memorística y el aprendizaje eran mayores que cuando simplemente se descansa sin dormir. Estos datos sugieren que el sueño desempeña un papel fundamental en el aprendizaje y la memoria, posiblemente debido a que el desarrollo y funcionamiento del ensamblaje y la plasticidad neuronal son más eficientes. Se piensa que la actividad colinérgica que se produce en el sueño REM y la vigilia facilita la conexión neuronal entre el hipocampo y la corteza cerebral. Cuando estamos despiertos, las tareas aprendidas se transfieren desde la corteza y se codifican en el hipocampo, pero durante el sueño de onda lenta, la actividad colinérgica evita esta dirección de flujo de información, promoviendo la reactivación de la memoria localizada en el hipocampo y la transferencia a la corteza, lo que potencia la consolidación de la memoria. A la vista de estos resultados, la acetilcolina puede estar actuando como un interruptor que permite la comunicación entre la corteza y el hipocampo en función de si estamos despiertos o dormidos.

3. Activación neuronal en el sueño tras el aprendizaje. Tras la realización de tareas que requieren aprendizaje, se activa en mayor medida el hipocampo durante el sueño posterior a la tarea. Además, el flujo sanguíneo cerebral aumenta, lo que promueve el mantenimiento de recuerdos emocionales, también los negativos.

Como conclusión, la falta de sueño está directamente relacionada con procesos cognitivos como la memoria y el aprendizaje, ligados directamente al rendimiento académico.

Un factor importante que influye en el descanso es el uso de pantallas. La luz artificial de las pantallas de los móviles y tabletas interrumpe los ritmos circadianos (ciclos que el organismo necesita para funcionar y que se rigen por el sueño y la vigilia), que regulan las funciones fisiológicas del organismo. Estos ritmos circadianos se calibran por la temperatura corporal, la alimentación y la luz, y su alteración afecta al crecimiento (se libera menos serotonina, hormona de crecimiento y melatonina). El cerebro asocia los estímulos de luz de las pantallas a estar más alerta, como si fuera de día, por lo que afecta al descanso: el sueño es de menor calidad, disminuyen las horas de sueño efectivo y hay mayor somnolencia al día siguiente. Todo ello provoca insomnio y afecta al rendimiento escolar. Más del 70 % de los niños españoles tienen aparatos electrónicos en sus dormitorios, cifra que aumenta al 89 % en adolescentes. Debemos evitar usar las pantallas al menos treinta minutos antes de irnos a la cama, y sobre todo durante la noche. Para ello, es recomendable mantener los dispositivos electrónicos fuera del dormitorio o incluso establecer unas horas para su uso en niños.

Por último, el sueño está también relacionado con la alimentación de forma muy directa. Investigaciones recientes establecen que durante el sueño se regulan hormonas como la leptina y la grelina. De esta forma, la privación de sueño aumenta la liberación de grelina (hormona que estimula el apetito) y disminuye la secreción de leptina (hormona que activa la saciedad), lo que conduce a tener más hambre y a comer más. Pero no solo aumenta la cantidad de la ingesta cuando se duerme mal o poco, sino que la elección del tipo de alimentos también se ve afectada, escogiendo alimentos más grasos y azucarados. Esto explica las asociaciones que se han establecido entre niños que no descansan bien y un mayor riesgo de obesidad y diabetes. Así, se ha observado que niños de dos años y medio que dormían poco eran más propensos a ser obesos a los siete años. Por el contrario, comer mucho antes de dormir afecta a la conciliación del sueño, e impide que este sea reparador y suficiente, lo que a su vez nos lleva a comer más y peor. Ya vimos en temas anteriores las consecuencias sobre el desarrollo cognitivo al comer grasas de baja calidad y azúcares en exceso. En definitiva, dormir suficiente nos permite tomar mejores decisiones sobre la comida y realizar así elecciones más saludables.

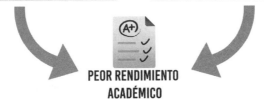

DORMIR MAL

**DISMINUYE LA FASE REM
MENOR PLASTICIDAD NEURONAL
PEOR CONSOLIDACIÓN DE LA MEMORIA
DIFICULTA EL APRENDIZAJE**

**COMER MÁS CANTIDAD, MÁS HAMBRE
ELECCIONES MENOS SALUDABLES
MAYOR RIESGO DE OBESIDAD Y DIABETES
FAVORECE EL PICOTEO**

**PEOR RENDIMIENTO
ACADÉMICO**

Efectos de dormir mal sobre el rendimiento académico.

Consejos para mejorar el sueño de nuestros hijos.

- Evitar estímulos a partir de cierta hora como la televisión o el móvil. Si estos pueden estar fuera del dormitorio, mejor.
- Establecer patrones repetidos. Por ejemplo, cenar, lavarse los dientes, leer un cuento y dormir. Eso ayudará a que el cerebro se prepare.
- Mantener un horario más o menos fijo: acostarse y levantarse a la misma hora.
- Practicar alguna actividad relajante antes de dormir: un pequeño masaje, cosquillas en la espalda, atención plena, leer un cuento, etc.
- Fomentar la actividad física durante el día —pero no antes de acostarse—, favorecerá el descanso por la noche.
- Si al niño le cuesta conciliar el sueño por la noche, evitar las siestas diurnas puede ayudar, dependiendo de la edad y del niño. En cualquier caso, hay que tener en cuenta que, en niños muy pequeños, no dormir la siesta podría causar un efecto estimulante e irritable.

- Cenar al menos una hora y media antes de irse a la cama, y evitar que las cenas sean copiosas y excesivamente grasas.
- Evitar dar al niño excitantes a partir de las tres de la tarde: refrescos con cafeína o teína, bebidas energéticas, chocolate, etc.
- Mantener una temperatura adecuada en el dormitorio, de forma que no haga frío ni calor.
- Intentar mantener la luz apagada para potenciar la secreción de melatonina, la hormona del sueño, que se libera en la oscuridad.
- No hacer los deberes antes de dormir. La actividad cerebral intensa y el esfuerzo de los ojos pueden crear dificultades para conciliar el sueño.
- Estar atento a las señales del niño. Si ves que tu hijo bosteza, tiene los párpados caídos o parpadea mucho, te está indicando que necesita descansar.

Niños estresados, menos inteligentes

El estrés no solo afecta a los adultos. Cada vez son más los niños y adolescentes afectados por el estrés y la ansiedad (un 8 % de los niños y un 20 % de los adolescentes españoles están estresados). Cargamos a los niños con actividades extraescolares, además de los deberes que traen del colegio, pensando que estamos fomentando su desarrollo intelectual porque desde pequeños les estimulamos a que aprendan inglés (y chino, pues se prevé que en pocos años China se haya convertido en una gran potencia mundial), algún deporte, música o cualquier otra actividad que consideremos importante. Sin embargo, para un niño, lo más importante es el juego, el ocio. Con todas esas actividades y los deberes solo conseguimos que disminuya su tiempo de disfrute, fundamental para desarrollar su creatividad y para ayudarle a afrontar situaciones de un modo mejor. Según datos de la Organización para la Cooperación y el Desarrollo Económicos (OCDE) y de la OMS, España es de los principales países donde los niños se sienten presionados por los deberes, estando muy por encima de la media europea. El 25 % de las niñas y el 34 % de los niños de once años padecen estrés por los deberes, datos que aumentan al 70 % y 60 %, respectivamente, en adolescentes de quince años.

Un exceso de estrés en niños, que no disponen de mecanismos ni recursos para manejarlo, provoca que el cerebro necesite consumir mucha cantidad de glucosa para realizar el resto de funciones. Además, aumenta la liberación de una hormona llamada cortisol (la hormona del estrés), lo que causa un retraso en el crecimiento, la inhibición de hormonas reproductivas, alteraciones en los procesos de memoria y atención, así como inhibición de estructuras cerebrales asociadas a las emociones. Como consecuencia, se dificulta el aprendizaje, hay mayor impulsividad y agresividad, pueden aparecer dolores de cabeza, empeora la participación en actividades grupales, la autoconfianza disminuye, se afecta el crecimiento, tienen más preocupaciones, aceptan menos las críticas, son más propensos a estar triste o nerviosos y empeora el rendimiento académico. Estudios recientes también establecen una asociación entre situaciones de estrés con alteraciones en el sistema inmunitario, alteraciones que se pueden mantener hasta la edad adulta.

Aunque pensemos lo contrario, hacer trabajar al niño en casa fuera del horario escolar no le hará ser más responsable ni más inteligente, sino que tendrá el efecto opuesto. Si recordamos la importancia que tiene la inteligencia emocional en el desarrollo cognitivo del niño, nos daremos cuenta de que dejarle tiempo de disfrute y juego creativo le permitirá tener mayor capacidad de desconexión, lo cual es mucho más importante a nivel cognitivo que el hecho de que haga los deberes. En este sentido, las horas de actividad deberían ir en consonancia con el tiempo libre que tenga. Por ejemplo si, cuando sale del colegio, a tu hijo le quedan tres horas antes de bañarse y cenar, no deberíamos ocupar todo ese tiempo en actividades extraescolares y deberes, sino que habría que destinar esas tres horas a tiempo de ocio y una parte a otras actividades. También hay que tener en cuenta que no sería lo mismo que las tareas extraescolares sean clases de refuerzo a que sean actividades lúdicas como artes plásticas, donde desarrollen la creatividad. Lo más importante es que las actividades sean escogidas por ellos.

La mejor forma de evitar el estrés es destinar horas de juego, a ser posible parte de ellas compartidas con sus padres (aunque también necesita jugar solo y con otros niños), dedicar al niño tiempo —y de calidad—, así como ofrecerle mucho afecto.

También se ha relacionado el estrés prenatal con un peor desarrollo fetal, tanto físico como emocional y conductual. Por último, el estrés también se relaciona con la obesidad. Ya vimos cómo las emociones pueden desempeñar un importante papel en las elecciones alimentarias que se realizan. En el caso concreto del estrés, el aumento de cortisol junto con las catecolaminas, sobre todo de noche, confluyen con elevadas concentraciones de insulina en sangre, lo que conduce al desarrollo de obesidad, resistencia a la insulina y síndrome metabólico a corto o medio plazo. Estar en situaciones estresantes nos lleva a realizar peores elecciones alimentarias, modificando nuestra forma de comer, lo que tiene como consecuencia un menor rendimiento académico, como ya hemos visto. A fin de cuentas, todo está mucho más relacionado de lo que se pensaba.

En el próximo capítulo abordaremos otros aspectos que pueden influir en el rendimiento escolar y que van más allá de la alimentación. Factores que podríamos pensar que no afectan a la mejora cognitiva pero que, de una forma u otra, desempeñan un importante papel.

13

No solo la alimentación influye en el rendimiento académico

«La parte nunca puede estar bien a menos
que el todo esté bien».

PLATÓN

Absentismo escolar

Aunque parezca mentira, uno de cada tres niños falta más de tres días al mes al colegio sin tener una causa justificada. Es lo que se conoce como absentismo escolar. Los datos del último informe PISA así lo establecen, indican que solo el 70 % de los alumnos no falta nunca a clase (en contraposición al 85 % de media internacional) y que además en España la tasa de abandono escolar es del 22 %. Podríamos pensar que no es para tanto no ir algunos días al mes al colegio, pero no somos conscientes de la importancia que tiene el sistema educativo en el desarrollo personal y cognitivo de los niños. Faltar de forma esporádica a clase no hará menos inteligente al niño, pero cuando las ausencias son habituales provocan la interrupción parcial o total del ritmo normal de estudio, alteran la estabilidad educativa y, como consecuencia, el proceso de aprendizaje y el rendimiento académico. Esto puede causar en el alumno no solo la falta de adquisición de competencias, sino también la frustración y desmotivación que generan sentirse por detrás del resto de sus compañeros, una de las posibles causas de abandono escolar. Y muchas veces es complejo identificar si el absentismo escolar es causa o indicador de fracaso escolar, ya que pueden darse ambos casos. Las causas que llevan al absentismo escolar son muchas y muy diversas: problemas sociales, pobreza, despreocupación de los padres, exclusión social, familias nómadas o de comerciantes, desintegración familiar, desempleo, drogadicción, violencia familiar, etc.

Los últimos estudios sobre absentismo escolar establecen una relación directa entre este y la calidad del sistema educativo, proponiendo implementar la inteligencia emocional en los currículums educativos para motivar al estudiante. Concretamente el Ayuntamiento de Bilbao ha desarrollado un plan contra el absentismo escolar en el que se plantea un protocolo de prevención desde la etapa infantil, analizando las ausencias y trabajando tanto a nivel escolar como familiar, y con el que han logrado devolver a setecientos alumnos a las aulas en el curso 2015-2016.

Quizá no nos parezca un aspecto importante a priori, pero las consecuencias a nivel cognitivo y emocional que puede provocar la no asistencia del niño al centro educativo de forma habitual son graves. Es evidente que para solucionar este problema no podemos trabajar solos; necesitamos poner en práctica planes cooperativos que incluyan tanto a educadores como a pedagogos, psicólogos y asistentes sociales con el objetivo de llegar al fondo de la cuestión y ofrecer facilidades para que el niño pueda asistir de forma regular al centro educativo. De hecho, en familias con problemas, el centro escolar puede ser un elemento potenciador en el desarrollo y crecimiento del niño.

La organización en casa y en la cabeza

Nuestro cerebro tiende a la organización y la limpieza de información innecesaria y prescindible para trabajar de forma más eficaz. Bajo esta premisa, investigaciones recientes establecen que un entorno limpio y ordenado se asocia a una mayor productividad y un mejor rendimiento intelectual. El orden, tanto en el entorno como en la cabeza, aporta equilibrio y fomenta acciones entendidas como más correctas. Un estudio demostró que personas que habían estado bajo un entorno ordenado y limpio eran más caritativas y tenían elecciones alimentarias más saludables, comparadas con las que habían estado en una habitación desordenada y sucia. Así, el orden aporta responsabilidad y madurez. Sin embargo, un exceso de orden puede conducir a una disminución de la espontaneidad (nos volvemos demasiado cuadriculados) y del sentido del humor.

Según el estudio de Vohs (2013), el desorden nos hace ser más creativos ya que nos anima a romper con los esquemas establecidos y a plantear soluciones innovadoras. Parece que quienes viven en un entorno «desordenadamente ordenado» —es decir, en un desorden controlado— son más felices, tienen un carácter más abierto y son menos dados a los conflictos. Sin embargo, los hogares caóticos entorpecen el desarrollo cerebral en los primeros años de vida, desarrollándose peores capacidades cognitivas. En cualquier caso, hay una relación clara entre el orden y el rendimiento. Uno de los aspectos del orden en relación con el entorno académico son los hábitos de estudio, que desempeñan un papel fundamental en el desempeño escolar y en el rendimiento intelectual. Pero, ¿qué factores concretos de los hábitos de estudio se relacionan con el rendimiento académico? Se ha establecido una correlación positiva entre el rendimiento escolar y la planificación del tiempo, el lugar de estudio y la actitud, y una relación no significativa con el estado físico y los exámenes. De modo que mejorando las condiciones del lugar de estudio podríamos potenciar el rendimiento de nuestro hijo. Por ejemplo, teniendo una iluminación adecuada, evitando ruidos que distraigan, ventilando la habitación, manteniendo una altura de la silla y la mesa adecuadas, etc. Por otro lado, elaborar un plan de trabajo también facilita la organización, teniendo las tareas bien establecidas a lo largo de la semana y otorgándole a cada una la importancia que se merece; esto es extrapolable a otras tareas como las de casa, por ejemplo. Finalmente, la actitud ante el estudio es un tema algo más complejo, que requiere saber cuáles son las motivaciones que llevan al niño a estudiar. Además, se ha observado que existe una diferencia de sexo, de modo que las niñas tienen mejor actitud que los niños ante los estudios, lo que las hace más capaces de afrontar las tareas escolares con una mayor motivación.

El orden es una disciplina que se puede aprender, lo que significa que podemos ayudar a nuestros hijos a mantener no solo un entorno ordenado, sino también una mente ordenada. Tener unos hábitos alimentarios, de higiene o de estudio potencia el desarrollo cerebral a través del orden mental.

Tener hermanos mayores

No hay muchas referencias sobre la influencia de tener hermanos mayores en el rendimiento escolar, y las que hay son contradictorias. Algunas investigaciones apuntan a que tener un solo hijo influye positivamente en el rendimiento académico puesto que los padres centran toda su atención en él. Sin embargo, esto es mucho presuponer, porque no siempre los hijos únicos son unos malcriados o unos caprichosos, por lo que pensar que por ser hijo único este va a tener mayor atención que si tiene hermanos resulta demasiado simplista, pues depende de muchos factores. Por otro lado, otros estudios establecen que tener hermanos ejerce una influencia negativa en el rendimiento académico, ya que se divide la atención entre los hermanos. También se ha dicho que los hermanos mayores tienen un mayor rendimiento académico, y al mismo tiempo que tener hermanos mayores puede mejorar el rendimiento escolar de los más pequeños ya que en general les ayudan con las tareas, ya que les ejercen de apoyo. En cualquier caso, dados los datos actuales no podemos establecer ninguna conclusión general y extrapolable a la población, pues hay otros muchos factores de mayor peso en la efectividad del rendimiento intelectual del niño. Por ejemplo, quizá tener hermanos mayores potencie la inteligencia emocional y el desarrollo social, aspectos mucho más importantes en el rendimiento académico.

Estoy enfermo

Cuando estamos enfermos, nuestro cuerpo destina toda su energía a reponerse, razón por la cual aparecen síntomas como la fiebre, la desgana o el malestar general. Estar enfermo supone no poder rendir ya que la concentración y la memoria se dificultan. Debemos pensar que nuestro cerebro está centrado en desarrollar estrategias para activar el sistema inmunitario o aumentar la temperatura y evitar que los invasores se reproduzcan, por ejemplo. No hay cabida para retener conceptos importantes en la memoria. A nadie se le pasaría por la cabeza que estudiar estando enfermo sea la mejor forma de memorizar ni de aprender nuevas nociones. Estar enfermo supone dormir peor y comer menos; esto no es así para otras enfermedades más graves, donde la pérdida de apetito puede ser un síntoma de la enfermedad. La respuesta normal del organismo ante una infección es que disminuya el apetito. Sin embargo, se ha visto que las bacterias son capaces de bloquear la respuesta a la pérdida de apetito para hacer que el huésped —o sea, nosotros— esté más saludable. En consecuencia, si la concentración empeora, se come menos y se duerme peor, es lógico pensar que no será el mejor momento para rendir académicamente.

Alcohol y otras drogas

Podríamos considerar al alcohol como la droga que no parece una droga. Cuando hablamos de drogas, pocos piensan en el tabaco o la cerveza, sino en otro tipo de sustancias como la cocaína o la heroína, entre otras. Esto se debe a que tenemos el alcohol tan integrado en nuestra sociedad que nos resulta difícil asumir que es una droga. No obstante, el alcohol, seguido del tabaco y el cannabis, son las drogas más consumidas en España, también entre los adolescentes. La edad media de inicio de consumo de alcohol es entre los trece y los catorce años, aunque cada vez se comienza a edades más tempranas.

El alcohol es un depresor del sistema nervioso central cuya ruta metabólica, al entrar al organismo, es ligeramente diferente a la de cualquier alimento. Una vez que llega al estómago, donde estimula la secreción de jugos gástricos, pasa a la primera parte del intestino (duodeno), donde se absorbe rápidamente y pasa al torrente sanguíneo. Desde ahí se distribuye por todos los órganos, incluido el cerebro, donde ejerce sus mayores efectos. Si el consumo es excesivo, los daños cerebrales pueden ser irreversibles, cosa muy frecuente en personas con problemas de alcoholismo.

Los principales efectos a nivel cerebral que produce el consumo de alcohol son: alteración de las funciones motoras (problemas al hablar, pérdida de equilibrio, etc.); modificación de la acción de los neurotransmisores (menor alerta y autocontrol, reflejos retardados, disminución de la coordinación muscular, etc.); causa trastornos del sueño; conlleva mayor riesgo de depresión, ansiedad o estrés, y afecta al desarrollo cerebral de los adolescentes. En este sentido, el consumo de alcohol, bien sea durante la semana o durante el fin de semana de forma exagerada, provoca daños neuronales que afectan a la memoria, el aprendizaje, la planificación, la atención y el rendimiento intelectual a corto y largo plazo. Estos efectos se deben a que impide la proliferación y la migración de las nuevas neuronas, así como su conectividad, alterando la plasticidad neuronal. Como consecuencia, el volumen cerebral disminuye y la capacidad de desenvolverse adecuadamente se ve mermada. Además, aspectos como la impulsividad, la toma inadecuada de decisiones o las alteraciones en la conducta se ven potenciados, lo cual afecta a los mecanismos psicológicos de gestión y el afrontamiento del estrés.

En relación con el tabaco, al igual que el alcohol, su consumo se inicia sobre los trece años. España es el país europeo donde se comienza a fumar antes. Uno de los factores que influyen en la probabilidad de que un niño fume es la tolerancia de los padres y el ambiente familiar. Si los padres no fuman, la probabilidad de que los hijos fumen disminuye a la mitad, mientras que, si alguno de los padres fuma, es más frecuente que los hijos adopten este hábito. ¿Cómo actúa el tabaco en el cerebro del niño? Se han observado diferencias significativas entre los cerebros de adolescentes fumadores y no fumadores. Los efectos de cualquier droga sobre el cerebro son aún más acusados a esta edad que en los adultos, debido a la vulnerabilidad. Lo que se ha visto es que el consumo de tabaco provoca un menor tamaño de la ínsula, localizada en la superficie lateral del cerebro y cuyo papel participa en el control de las emociones y los sentimientos. Los cambios en esta estructura conducen a una disminución en el control y en la toma de decisiones, así como en la capacidad de resolver conflictos. En relación con el rendimiento escolar, la nicotina daña estructuras cerebrales asociadas a la memoria, la atención, el lenguaje y la conciencia, por lo que merma en gran medida el desarrollo cognitivo y el rendimiento académico se ve afectado por un menor coeficiente de inteligencia.

Sin embargo, no todo son malas noticias, pues dejar de fumar puede tener un efecto regenerador de la corteza, de manera que, al dejar de consumir nicotina, el grosor de la corteza cerebral aumenta de nuevo. Por otro lado, no solo consumir tabaco de forma directa tiene consecuencias negativas, sino también estar expuestos al humo del tabaco. Los niños que son fumadores pasivos tienen un riesgo alto de que su crecimiento y formación de nuevas células se vean afectados por el monóxido de carbono o el alquitrán, que penetran con mayor facilidad por sus vías respiratorias. El embarazo es otro momento en el que el tabaco puede ocasionar daños en el bebé a nivel cerebral. En este caso, el monóxido de carbono y la nicotina llegan al bebé a través de la placenta, lo que impide que llegue el oxígeno suficiente. Esto altera su crecimiento y desarrollo, provocando que el tamaño de algunos órganos disminuya. En consecuencia, los hijos de madres que han fumado durante el embarazo tienen menor peso al nacer, mayor riesgo de muerte perinatal y muerte súbita del lactante, peor desarrollo pulmonar, malformaciones congénitas y retraso en el desarrollo cerebral, lo que se asocia a un mayor riesgo de trastornos de aprendizaje, de conducta y de desarrollo del lenguaje y la lectura durante la etapa infantil y la adolescencia. Las conexiones neuronales y la supervivencia celular se ven afectadas, pudiendo disminuir hasta en medio centímetro el perímetro craneal dado que el volumen del lóbulo frontal y del cerebelo es menor. Además, la probabilidad de que los hijos sean fumadores en la etapa adolescente aumenta.

Por último, la marihuana o cannabis es una droga comúnmente consumida entre los adolescentes. La sustancia principal responsable de sus efectos a nivel cerebral es el delta-9-tetrahidrocannabinol (THC). En el cerebro tenemos receptores específicos de cannabinoides, activados normalmente por sustancias que produce el propio cuerpo cuya función es importante para el desarrollo normal del cerebro, y localizados en regiones asociadas al placer, la memoria, la coordinación, la concentración, el pensamiento y las percepciones sensoriales. Los efectos de la droga producen una activación desmesurada de los receptores en el hipocampo, lo cual induce a la alteración de todas sus funciones, sobre todo en la coordinación, el aprendizaje y la memoria (deteriora la capacidad de crear nuevos recuerdos). Esto sugiere que el consumo habitual de esta sustancia empeora el rendimiento intelectual y el desarrollo cognitivo, teniendo efectos a largo plazo que pueden ocasionar secuelas importantes (los efectos pueden persistir durante años). Un estudio reciente indica que el consumo ocasional de cannabis también produce cambios a nivel cerebral, aunque en menor medida ya que son proporcionales a la cantidad de droga consumida. Las regiones cerebrales asociadas

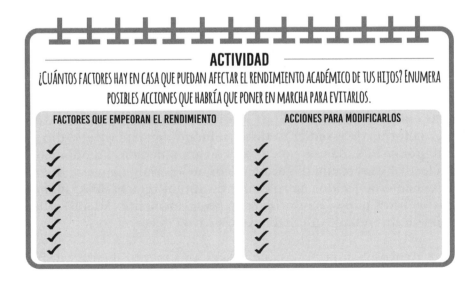

ACTIVIDAD

¿CUÁNTOS FACTORES HAY EN CASA QUE PUEDAN AFECTAR EL RENDIMIENTO ACADÉMICO DE TUS HIJOS? ENUMERA POSIBLES ACCIONES QUE HABRÍA QUE PONER EN MARCHA PARA EVITARLOS.

FACTORES QUE EMPEORAN EL RENDIMIENTO	ACCIONES PARA MODIFICARLOS
✔	✔
✔	✔
✔	✔
✔	✔
✔	✔
✔	✔
✔	✔
✔	✔
✔	✔

al procesamiento de las emociones, la motivación y los sistemas de recompensa, localizadas en la amígdala y el núcleo accumbens, también se ven afectadas, y se observa una menor cantidad de sustancia gris. En definitiva, el consumo de marihuana en edades tempranas se asocia a un menor coeficiente intelectual, siendo más marcado el efecto cuanto antes se inicie el consumo, y provocando daños irreversibles a nivel cerebral.

Si detectas que tu hijo tiene algún problema con cualquiera de las drogas descritas (u otras), te sugiero que busques ayuda, pues dejar de consumirlas no es tarea sencilla.

Estilos de aprendizaje

Los estilos de aprendizaje están muy ligados a la teoría de las inteligencias múltiples, de la que hablamos en el capítulo 3. Es necesario adaptar la modalidad educativa a cada estilo de aprendizaje para desarrollar las competencias emocionales adecuadas y mejorar el proceso de aprendizaje.

Los estilos de aprendizaje son la manera en la que respondemos o utilizamos estímulos en el entorno del aprendizaje, haciendo que sea más o menos probable que aprendamos. Es decir, hace referencia a la forma en la que cada uno aprende de forma más sencilla, pues cada persona tiene más desarrolladas unas habilidades que otras, las cuales le ayudan a recurrir a estrategias diferentes para aprender. Lo más habitual es tener más desarrollados varios estilos de aprendizaje, de forma que se mezclan varios factores cognitivos, afectivos y fisiológicos que servirán como indicadores de la forma en que percibimos, interaccionamos y respondemos al entorno que rodea al aprendizaje. Hay personas que aprenden mejor observando, otras leyendo y otras escuchando. No existe una única forma de aprendizaje. Adecuar la forma de estudiar y educar teniendo en cuenta el estilo de aprendizaje de cada uno potenciaría en gran medida el rendimiento intelectual y los resultados académicos mejorarían. Bajo esta premisa, se han establecido cuatro estilos de aprendizaje básicos, aunque existen otros que se han propuesto posteriormente. Además, cada estilo de aprendizaje utiliza diferentes partes del cerebro.

- Activos. Son personas que poseen una mente abierta y disfrutan de experiencias nuevas y diferentes. Les gustan los retos, por lo que se muestran abiertos a aprender cosas nuevas.

- Reflexivos. Se trata de personas que tienden a analizar más los datos, una vez han reflexionado. Son observadores y prudentes, y no sacan conclusiones apresuradas.
- Teóricos. Son más perfeccionistas y analíticos. Intentan integrar la información, sintetizarla y dar respuesta a todas las preguntas. Son muy racionales.
- Pragmáticos. Necesitan comprobar sus ideas, para lo que buscan la respuesta a problemas. Solo consideran algo válido cuando les resulta útil. Son muy prácticos.

Además de estos, otros autores han propuesto estilos de aprendizaje diferentes, como:

- Matemático o lógico. Utilizan la lógica y el razonamiento. Necesitan esquematizar la información que consideran relevante. Participan los lóbulos parietales, implicados en el pensamiento lógico.
- Interpersonal o social. Es habitual en personas a quienes les gusta trabajar en equipo. Comparten sus conclusiones con el grupo. En este tipo de aprendizaje son los lóbulos frontales, temporales y el sistema límbico los implicados, ya que manejan las habilidades sociales, las emociones y los estados de ánimo.
- Intrapersonal o solitario. Prefieren aprender en soledad y necesitan tranquilidad para estudiar. Son muy reflexivos. Se activan los lóbulos frontales, parietales y el sistema límbico.
- Aprendizaje visual. Las personas con memoria fotográfica corresponden a este grupo. Son capaces de asimilar fácilmente las imágenes, gráficas o vídeos. Utilizan mucha simbología puesto que es su mejor forma de memorizar. Las zonas del cerebro que se activan son los lóbulos occipitales, implicados en la orientación espacial.
- Auditivo o aural. Su forma de aprender es escuchando, por lo que suelen gustarles los debates o atienden a las explicaciones del docente, lugar donde más aprenden. Los lóbulos temporales, que participan en el contenido auditivo, son especialmente importantes.
- Verbal o lingüístico. Suelen aprender mejor leyendo y escribiendo, por lo que se hacen resúmenes o pasan sus apuntes, momento en que aprenden. Intervienen los lóbulos temporal y frontal.

- Cinestésico. Necesitan poner en práctica los conceptos para aprender. La zona cerebral implicada es el cerebelo y la corteza motora, que se encargan de manejar el movimiento.
- Multimodal. Existen personas que no tienen un estilo determinado y claro, sino que combinan varios de ellos.

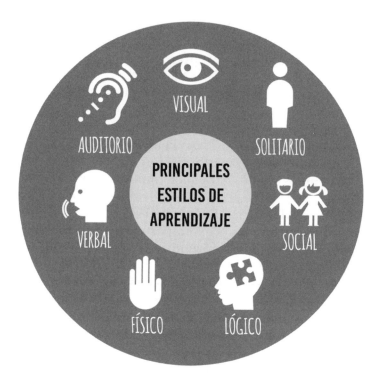

Principales estilos de aprendizaje.

No existen datos que prueben que tener un estilo u otro de aprendizaje favorezca el rendimiento intelectual del niño. Lo que sí parece evidente es que se debe tener en cuenta cuál es el estilo de aprendizaje más exitoso en cada niño y utilizarlo para promover su aprendizaje, ya que de él derivarán la motivación intrínseca, la autorregulación y el uso de estrategias propias que fomentarán la memoria y el desarrollo cognitivo. Los alumnos que están más autorregulados dirigen mucho mejor su aprendizaje a través del uso de estrategias cognitivas, motivacionales y de apoyo. Esto les va a permitir conocer sus habilidades y conocimientos, detectar las exigencias y establecer las conductas que mejor se avienen a su forma de aprender para lograr el éxito académico. Por tanto, es fundamental que se promuevan en la comunidad educativa —y en casa— estrategias para identificar los estilos de aprendizaje de cada niño, así como establecer conductas académicas que se adapten a dichos estilos, lo cual va a potenciar las capacidades intelectuales individuales.

En el capítulo siguiente, y en el último, se darán herramientas para poner en práctica todo lo aprendido hasta ahora, centrándonos en los aspectos alimentarios y en otros factores que influyen en el desarrollo cognitivo de los niños.

14

Entonces, ¿qué hacemos?

> «Nada de lo aprendido aquí te servirá
> si no lo pones en práctica».
>
> ÓSCAR GONZÁLEZ

Llegados a este punto, lo mejor es ponerse manos a la obra y ofrecer alternativas saludables que realmente ayuden a nuestro hijo a rendir mejor y, sobre todo, a estar bien nutrido. Aunque en este capítulo nos centraremos en la alimentación, no podemos obviar los aspectos emocionales y educativos que hemos tratado en capítulos anteriores.

Su elección depende de ti: tenlo siempre a la vista

Este apartado requiere de pocas líneas. Es algo sencillo. Si queremos que coman fruta y verdura, no es suficiente con que les digamos cada día lo importante que es para su crecimiento comer naranjas. De hecho, no es que no sea suficiente, sino que no es efectivo. Si queremos que coman fruta, propongo que tengamos cuencos con fruta en casa, en zonas que sean fácilmente accesibles para ellos. El primer día se extrañarán, pero a lo largo de las semanas lo verán como algo normal y, cuando menos lo esperemos, cogerán una pieza o nos la pedirán. Además, si queremos que cojan fruta, evitemos tener otros productos superfluos en casa que puedan sabotear esta elección (véase el anexo I «La despensa saludable»).

Adiós mitos

Cada vez son más los mitos que rodean el mundo de la alimentación, de la memoria y del rendimiento escolar. Cuando desmentimos uno, sale otro producto nuevo que promete milagros. Lo peor de los mitos es que están tan extendidos que son muy fáciles de instaurar como ciertos y muy complicados de desmentir. Los profesionales sanitarios —y por desgracia no todos nosotros— nos dejamos la piel en tratar de hacer llegar a la población la verdad, basada en la ciencia y no en famosos que patrocinen mitos. Pero esto es como cuando se difunde una noticia falsa sobre alguien: luego es casi imposible quitarle la etiqueta que le pusieron. Aunque muchos de estos mitos los hemos tratado en capítulos anteriores, no podemos dejar escapar dos que están muy asociados a la memoria y al rendimiento. Además, os daré algunos recursos para que seamos capaces de identificarlos y, por tanto, de no creérnoslos.

Los rabitos de pasa y la memoria

Hace tiempo leí que «el consumo diario de 21 gramos de pasas de uvas negras antes de desayunar previene la amnesia y mejora la memoria». Me imagino a todos los padres pesando cada día sus 21 gramos de pasas para endosárselos al niño nada más levantarse, porque, según la recomendación, si te las comes luego ya no hacen efecto. Las uvas pasas son ricas en minerales como el calcio, el fósforo, el potasio, el magnesio y el manganeso, que son vitaminas del grupo B (B_6, B_9 y B_{12}) y antioxidantes (flavonoides), protectores de las neuronas. Entre los efectos de estos micronutrientes se encuentran la prevención del estrés y el agotamiento y la protección frente a enfermedades degenerativas como el alzhéimer. En el caso de los niños no hay estudios que relacionen el consumo de pasas con una mejora cognitiva o de la memoria. Así pues, hincharse a pasas no hace que tengamos una memoria de elefante —aunque ya se sabe que no son los animales con más memoria, pues les superan los leones marinos o los chimpancés, entre otros—, aunque su consumo habitual, es decir, que estén presentes en nuestra dieta, nos ayudará a prevenir su pérdida. Si queremos entrenar la memoria de nuestro hijo, además de comer de forma saludable, potenciemos el juego, cambiemos las rutinas para que el cerebro no automatice los procesos, utilicemos la mano no dominante para realizar algunas tareas, hagamos actividades sociales al aire libre, practiquemos ejercicio físico y descansemos las horas suficientes.

Más vitaminas para tener mejores calificaciones

Ya hablamos en los capítulos 1 y 2 de la importancia del consumo de frutas, verduras, legumbres, cereales integrales y, en general, alimentos de origen vegetal, por su aporte de vitaminas y minerales. En efecto, la evidencia dice que su consumo, sobre todo de algunas de ellas, mejora el rendimiento, como también vimos en el capítulo 7. Sin embargo, decir esto es muy diferente a necesitar tomar cualquiera de las decenas de complejos multivitamínicos que se anuncian diariamente para mejorar los resultados académicos de los niños. Además, nos los muestran como si no darlos nos hiciera peores padres.

COMPRIMIDO MULTIVITAMÍNICO*			ALIMENTOS QUE APORTAN EL 100 % de CDR	
Nutriente	Cantidad	% de CDR**	Tipo y cantidad ***	CDR****
Vitamina A	800 µg	100 %	100 g de zanahoria	1000 µg (♂) - 800 µg (♀)
Vitamina D	5 µg	100 %	80 g de salmón ahumado	15 µg
Vitamina C	100 mg	125 %	56 g de pimiento verde	60 µg
Vitamina B$_6$	2 mg	143 %	93-105 g de espinacas	1,8 mg (♂) - 1,6 mg (♀)
Vitamina B$_{12}$	2,5 µg	100 %	7 g de sardina	2 µg
Ácido fólico (B$_9$)	200 µg	100 %	180 g de berros o 108 g de soja seca	400 µg
Calcio	162 mg	20 %	81 g de queso parmesano	1000 mg
Fósforo	125 mg	18 %	60 g de pipas de girasol	700 mg
Magnesio	100 mg	27 %	54-57 g de salvado de trigo	350 mg (♂) - 330 mg (♀)
Hierro	5 mg	36 %	40-70 g de almejas	10 mg (♂) - 18 mg (♀)
Selenio	30 µg	55 %	37-47 g de bacalao	70 µg (♂) - 55 µg (♀)
Yodo	100 µg	67 %	58-74 g de salmonete	140 µg (♂) - 110 µg (♀)
Zinc	5 mg	50 %	68 g de ostras	15 mg

    *   Obtenido del envase de un complejo multivitamínico comercial.
   **   Cantidad diaria recomendada referida por el fabricante.
  ***   Base de datos del programa Dial.
****   CDR en adultos de veinte a treinta y nueve años (Moreiras *et al.*, 2013). Los valores cambian en función de la edad, niños y en caso de embarazo o lactancia.

Si lo pensamos bien, ¿no es peor darle productos ultraprocesados llenos de porquerías a nuestro hijo y una pastillita con todas las vitaminas y minerales que enseñarle a comer comida sana de verdad, con todas esas vitaminas y minerales? Por un lado, la absorción de los nutrientes que provienen de los alimentos es mucho más eficiente. Por otro lado, la mayor parte de estos comprimidos superan las cantidades diarias recomendadas (CDR) de muchos de los micronutrientes y se quedan bastante cortos en otros. Y, por último, no debemos olvidar que las CDR que aparecen en los envases de estos comprimidos hacen referencia siempre a adultos sanos que necesitan 2.000 kcal diarias, a pesar de que se puedan dar a niños a partir de los doce años, según indican los fabricantes. Comparemos las cantidades de algunas de las vitaminas y minerales de estos comprimidos con las cantidades de comida real. Hemos de tener en cuenta que estamos mostrando alimentos que nos aportarían el 100 % de la CDR, lo que significa que no es necesario consumir esa cantidad concreta de cada alimento en un día, sino que podemos tomar menos cantidad de cada uno, combinándolos entre ellos para alcanzar las cantidades recomendadas en su conjunto.

Si queremos mejorar las calificaciones de nuestro hijo, démosle alimentos y no malgastemos nuestro dinero en comprimidos que no necesita y que favorecerán que se alimente peor, pues ya obtiene todos los micronutrientes de la pastillita. Una buena alimentación tal vez no mejore sus resultados escolares, pero una mala alimentación sí puede perjudicarlos.

Superalimentos en niños: ¿funcionan?

Ni en niños ni en adultos, los mal llamados *superalimentos* no existen. No hay ningún alimento que, por sí mismo, nos aporte beneficios únicos que otro no pueda aportar. La única excepción es la leche materna en los primeros años de vida. Los estudios que se han realizado con algunos de estos superalimentos (chía, quinoa, kale, alga espirulina, etc.) son todos en adultos y su diseño suele dejar mucho que desear. Es decir, que un estudio de cuarenta personas que no se ha reproducido en otra parte del mundo tampoco se puede extrapolar a la población general así como así. Y mucho menos a los niños. La publicidad es muy persuasiva y utiliza las propiedades de la chía o la quinoa —que ciertamente son saludables utilizadas de forma adecuada— para magnificar sus cualidades y hacernos pensar que nos volverán inmortales y perfectos.

El Real Decreto 1907/1996, de 2 de agosto, prohíbe atribuir propiedades preventivas, terapéuticas o curativas específicas a cualquier forma, marca o presentación de productos alimenticios de consumo ordinario. Es decir, que no está permitido vender brócoli atribuyéndole una propiedad preventiva por el hecho de ser rico en calcio o vitamina C. Por otro lado, aunque la chía tenga mucha más cantidad de ácidos grasos omega-3 que el salmón (comparando el mismo peso), nadie se comerá de una sentada 100 gramos de chía cuando puede obtener sus nutrientes de otros alimentos en cantidades más que razonables y que, además, pueden aportar otras sustancias como fibra, por ejemplo. Todos estamos de acuerdo en que es mejor comer un plato de quinoa o añadir semillas de chía a la ensalada que comerse una magdalena o aderezar con salsas nuestro plato de verdura; el problema es que muchas veces pensamos que por el hecho de haber comido quinoa —que es megasaludable—, ya podemos comer otros productos insanos como la magdalena. Es decir, que en lugar de desplazar los productos procesados por alimentos sanos de verdad, gastamos un dineral en los supuestos «superalimentos» para justificarnos luego y poder consumir esos productos malsanos. No nos engañemos: es mucho peor el perjuicio que supone comer mal que el beneficio de comer bien.

Cómo desmentir los mitos

Si queremos evitar que nos engañen con los timos (mitos) alimentarios, debemos tener en cuenta diversas cuestiones.

1. No ver la tele (o los anuncios). No creamos lo que nos digan sin más; a las empresas alimentarias solo les interesa vender y, por supuesto, tienen conflicto de interés, sobre todo si lo que anuncian se aleja de lo saludable. A veces incluso ocultan o maquillan información para hacernos creer lo que no son.
2. Evitar productos con muchas alegaciones o bien que estén recomendados por sociedades científicas, a no ser que sea fruta, verdura, pescado fresco, carne fresca, huevos, legumbres, frutos secos, semillas o cereales integrales sin procesar. Cuanto más se quieran vender como saludables, más truco hay. Las sociedades científicas también tienen conflictos de interés; muchas de ellas avalan estudios de empresas y otras tienen acuerdos económicos.

3. Buscar fuentes fidedignas para informarnos. No todo el mundo sabe de lo que habla, al menos con un respaldo científico detrás. Leamos a gente que no tenga conflictos de interés y que solo pretenda divulgar con rigor. En la bibliografía se pueden encontrar varios de ellos.

4. Preguntar, debatir, buscar varios enfoques y sacar nuestras conclusiones. Pensemos por qué quieren que compremos algo, o por qué una empresa que vende refrescos azucarados participa en eventos deportivos: ¿no resulta dudoso y contradictorio?

5. Aplicar el sentido común: si prometen mucho y son muy caros, o bien son muy baratos pero no aportan nutrientes, no nos fiemos.

6. Aprender a leer bien una etiqueta para saber si nos están intentando vender azúcar a precio de omega-3. La legislación obliga a que cualquier producto, para decir que está enriquecido con un determinado nutriente, contenga un mínimo del 15 % de la cantidad diaria recomendada. Y la industria añade justamente eso, el 15 %. Quizá estemos pagando por unos cereales de desayuno enriquecidos con un 15 % de omega-3 un precio desorbitado cuando la mayor parte es azúcar. En el etiquetado debemos tener en cuenta dos partes:

    a) Ingredientes. Ordenados de mayor a menor cantidad. Si el azúcar se encuentra en el podio, ya sabemos qué estamos comprando.

    b) Valor nutricional. Aquí podremos ver la cantidad de nutrientes que contiene por cada 100 g.

Como comentamos en el capítulo 2, hay unos criterios establecidos para saber si las cantidades de azúcar, grasas y otros nutrientes se encuentran en valores elevados. Si queremos profundizar en el mundo de los mitos alimentarios, recomiendo la lectura del libro *Mi dieta cojea*, de Aitor Sánchez.

Ambiente obesogénico: ¡sal de ahí!

Ya hemos tratado el tema de la obesidad y comentábamos que es una enfermedad multifactorial, en la que no podemos hacer valer las matemáticas porque aquí dos más dos no son cuatro, es decir, que comer más y hacer poco deporte no significa aumentar de peso *per se*. Existen muchos factores ambientales que favorecen entornos más propicios para adoptar hábitos poco saludables. Dos claros ejemplos son el marketing alimentario o el diseño urbanístico de las ciudades. Por ejemplo, estamos acostumbrados a ir en coche al trabajo —y por consiguiente llevar a los niños al colegio en coche para no llegar tarde—, a subir por el ascensor o a irnos de vacaciones a un hotel con todo incluido, para no pensar en nada excepto en no movernos y comer. El ritmo de vida no nos lo pone fácil y nos rodeamos de estímulos que constantemente nos recuerdan que debemos comer y, a la vez, que debemos estar delgados para mantener la figura. Es la publicidad emocional, que cobra una importancia enorme en el ambiente obesogénico.

Seguramente pensemos que nuestra cultura se centra en una mesa con comida. Cierto, pero esa comida no tiene por qué ser insana. Lo que sí es cierto es que cada vez se ha instaurado más el «comer social» a productos malsanos como comida rápida, alcohol o aperitivos. Respecto a la publicidad, en España tenemos el Código de Autorregulación de la Publicidad Dirigida a Menores (código PAOS) desde 2005, que es un conjunto de normas que regula, en teoría, la publicidad destinada a niños. Y digo «en teoría» porque se incumple constantemente. Según este código, no se deben usar dibujos o personajes famosos para la promoción de alimentos dirigidos a niños. El principal problema es que no obliga a las empresas a cumplirlo a no ser que estas hayan decidido voluntariamente adherirse al código. Por este motivo, no surtirá efecto mientras no sea de obligado cumplimiento para todas, quieran o no. No hay más que prestar cinco minutos de atención a los anuncios en horario infantil para cerciorarse de que no funciona.

Bajo mi punto de vista, este es el principal factor que fomenta el ambiente obesogénico, pues estos mensajes que promueven el consumo de productos altamente procesados ricos en azúcares y grasas nos llueven por todas partes (radio, prensa, televisión, revistas, redes sociales, etc.). Pensemos un segundo: ¿dónde celebran los niños los cumpleaños? En un recinto cerrado donde les dejan jugar y les dan comida basura y en el que, cuanta más, mejor ha sido el cumpleaños. ¿Qué nos proponen en el centro educativo que llevemos de desayunar? Bollería en muchos casos. Y como este, hay decenas de ejemplos. No nos damos cuenta de que, poco a poco, vamos formando parte de la gran espiral que es el ambiente obesogénico.

No obstante, hay buenas noticias. Se puede salir de ahí y convivir con esto pero evitando que nos invada. Y eso no significa que jamás de los jamases nuestro hijo se coma una golosina. Significa que no le vamos a educar en un ambiente rodeado de malos hábitos y que le enseñaremos a gestionarse cuando tenga que convivir con ellos.

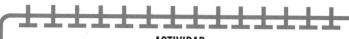

ACTIVIDAD

HAZ UNA LISTA DE ALIMENTOS QUE COMPRAS EN EL SUPERMERCADO (Y QUE NO ESTÁN EN EL MERCADO) Y OTRA DE LOS QUE PUEDES COMPRAR EN EL MERCADO.

DE LOS DEL MERCADO, SEÑALA LOS NO SALUDABLES.

¿HAS ENCONTRADO ALGUNO? LO MÁS PROBABLE ES QUE NO. AHÍ ESTÁ LA RESPUESTA: EN EL MERCADO TIENES MUCHAS MÁS OPCIONES PARA COMPRAR ALIMENTOS SANOS Y MENOS OPCIONES INSANAS. TODO LO QUE HAYAS ANOTADO EN LA LISTA DEL SUPERMERCADO NO DEBERÍA FORMAR PAR - TE DE TU ALIMENTACIÓN.

Aprendamos a vivir saludablemente en un ambiente obesogénico. No podemos huir de él, pero sí convivir juntos de forma saludable, al menos lo mejor posible. Por ello, siempre encontraremos una opción mejor.

OPCIÓN «OBESOGÉNICA»	ALTERNATIVA SALUDABLE
EN EL COLEGIO *El tren de los alimentos*	Trata de elegir una opción que incluya alimentos frescos y de origen vegetal.
EN EL CINE *Chucherías, palomitas, refrescos*	Puedes llevarte algo de fruta o bocata.
EN UN PARQUE TEMÁTICO *Comida rápida, helados, dulces, refrescos,...*	Planifica la visita y prepara un picnic que incluya fruta, frutos secos, bocadillos o tortilla de patatas.
EN UN CUMPLEAÑOS *Chucherías, tartas, refrescos, aperitivos,...*	Si eres invitado, no puedes hacer nada. En tus cumpleaños, prepara opciones saludables con tus hijos, incluyendo platos creativos de frutas (brochetas, formas), comida saludable (empanada casera, tortilla, patés vegetales, etc.) y bebidas como refrescos caseros o batidos de frutas.

Para ello, debemos tener en cuenta los siguientes aspectos:

- Planificar nuestros menús semanales y hacer la lista de la compra. Ya sabemos dónde ir a comprar (y hacerlo después de comer). Evitar los formatos ahorro y los productos *light*, comprando solo lo que de verdad necesitemos.
- Evitar tener en casa todo aquello que no queramos que coman nuestros hijos. Si no lo ven, no lo pedirán.
- Aprender y ayudar a los niños a controlar e identificar las emociones asociadas a la comida. «¿Tienes hambre, estás lleno? ¿Comes por aburrimiento, por hambre o por diversión?»
- Ser agente de cambio y, cuando acudamos a reuniones, aportar platos saludables (una deliciosa ensalada o frutas para el postre).
- Respetar las horas de sueño.
- Tratar de reducir las horas de televisión y no dejarnos engañar por la publicidad.
- Fomentar un estilo de vida activo, lo cual atraerá que queramos ser más saludables.
- Pasar tiempo con la familia y nuestros seres queridos.

Cómo ayudarles con los deberes y los exámenes

A pesar de todo lo que llevamos aprendido, es inevitable no dejar de preocuparse porque los niños rindan bien en época de exámenes, de modo que veremos opciones saludables con las que podemos ayudarles o, al menos, a estar mejor físicamente para rendir más mentalmente.

Alimentos para antes y después de los exámenes

La época de exámenes es un momento en el que se requiere un esfuerzo mayor a nivel intelectual. Eso no significa que debamos descuidar lo que comemos porque no tenemos tiempo nada más que para estudiar. Además de descansar, realizar alguna actividad que nos distraiga y potencie la creatividad y la desconexión mental —que a su vez favorece la memoria y el aprendizaje—, hay que alimentarse correctamente para estar bien nutridos. Los principales patrones dietéticos a los que debemos prestar atención son:

a) Comer de forma equilibrada y basándonos en alimentos no procesados, como ya hemos visto, potencia la atención y la motivación.

b) Evitar hacer comidas copiosas que dificulten la digestión y alteren la función cerebral.

c) No saltarse comidas así como ponerse «a dieta», pues parece tener efectos negativos en la concentración y el estado de ánimo.

d) Aunque algunos estudios establecen que el café se asocia a una mayor funcionalidad cognitiva por estimular el sistema nervioso central y mantenernos despiertos, su consumo está desaconsejado en niños.

e) Evitar el consumo de drogas como el alcohol o de cualquier otro tipo.

d) Las bebidas energéticas no son una opción. Según los últimos datos de la EFSA, cerca del 20 % de los niños menores de diez años toma de media dos litros al mes de estas bebidas, y de entre los niños de tres a diez años, dos de cada diez las consumen. Dados los efectos perjudiciales que tienen este tipo de bebidas, no se deberían dar sobre todo a menores de doce años, pues las elevadas cantidades de cafeína pueden causar alteraciones en el sistema nervioso y cardíaco, habiendo llegado en algunos casos a producir la muerte. Entre los perjuicios que causan se encuentran: peor rendimiento escolar (al contrario de lo que pueda pensarse), mala calidad del sueño, aumento de los niveles de glucosa en sangre (con su consiguiente riesgo de diabetes), menor sensación de bienestar, alteraciones en el estado de ánimo, aumento de la tensión arterial, baja autoestima, problemas dentales y óseos, mayor riesgo de obesidad. A pesar de que muchos niños y adolescentes acuden a ellas pensando que les pueden ayudar a mejorar sus resultados académicos, esta creencia no puede estar más lejos de la realidad.

Además de estos consejos básicos, podemos hacer elecciones para antes y después de los exámenes, tal y como indica la tabla siguiente:

ANTES	Elegir alimentos nutritivos: frutos secos, cereales integrales (pan, pasta, arroz, etc.), frutas desecadas o deshidratadas, legumbres, fruta. Evitar productos con muchos azúcares simples o estimulantes (chocolate) para evitar ponerse más nervioso, así como elevados en grasas que dificulten la digestión.
DESPUÉS	Mantener una dieta saludable basada en alimentos de origen vegetal incorporando alguna proteína animal o vegetal.

La clave del éxito no radica en comer mucho brócoli o nueces, sino en el esfuerzo, la dedicación y las ganas que pongamos en lo que hacemos, aunque una buena alimentación nunca jugará en nuestra contra.

Más allá del embutido

Un bocadillo es una buena elección para los desayunos o las meriendas, y también en época de estudios o después de practicar deporte. Pero solo serán una elección acertada si sabemos prepararlos y elegimos alimentos saludables para su confección. Y, en este sentido, no podemos considerar el embutido como la mejor opción. Lo cual no significa que no lo utilicemos nunca. Podemos incluirlo de vez en cuando y de forma ocasional, sin olvidar que son procesados con alto contenido en sal y grasas.

Para confeccionar un buen bocadillo, debemos seguir los siguientes pasos:

1. Elegir el tipo de pan, a ser posible hecho en casa o comprado en un horno de confianza donde el pan sea de calidad y elaborado con harinas integrales. Actualmente hay centenares de recetas de pan casero —como la que encontrarás en el anexo IV— y pequeños electrodomésticos que nos facilitan su elaboración.

   Se puede elegir pan integral de trigo, de semillas, de nueces, de centeno, de espelta, etc.

2. Elegir el relleno. Esto es casi la parte más importante de un bocadillo. Si dejamos de lado los embutidos, podemos optar por rellenos caseros de fácil preparación y que pueden mantenerse en el frigorífico varios días.

   - Crema de frutos secos y semillas casera: cacahuete, nueces, sésamo (tahini).
   - Crema de cacao casera.
   - Patés vegetales caseros: humus, patés de tofu (mezclados con cualquier verdura como tomate, aceitunas, calabaza, etc.), *baba ganush* (crema de berenjenas).
   - Pastas caseras: jamón york y manzana; maíz y atún; queso, nueces y rúcula.
   - Queso: fresco, semicurado, de untar blanco, de cabra.

- Carne o pescado: filete de pollo, salmón ahumado, atún, caballa, sardinas.
- Huevos: a la plancha, tortilla, cocido.
- Fruta: aguacate, mango, manzana, plátano. Algunas se pueden machacar o poner en láminas finas.
- Verdura: rúcula, zanahoria, tomate, pepino, pepinillos, espinacas, remolacha, lechuga, berenjenas o calabacines a la plancha, pimientos asados, cebolla, setas, etc.
- Grasas saludables: aceite de oliva, aceitunas, aguacate, frutos secos.

3. Ideas para confeccionar nuestro bocadillo. Podemos utilizar las propuestas en el apartado OTROS del cuadro de la página 87 y en la página 89 para empezar, y luego ir variando y creando nuestros propios bocadillos. Encontrarás las recetas de paté de tofu, hummus y crema de cacao en el anexo IV.

Opciones saludables durante la merienda

Cuando pensamos en la merienda, normalmente nos vienen a la cabeza alimentos dulces. Muchas personas dan galletas tipo maría a sus hijos (incluso de meses) para merendar pensando que son saludables. No te culpes si lo haces o lo has hecho alguna vez: es normal en este mundo obesogénico en que vivimos. Nos dan a entender que galletas y bollería no son lo mismo, pero ahora estoy segura de que sabes que lo son. Pues bien, si queremos optar por algo dulce para dar a nuestros hijos —además de los rellenos dulces que hemos propuesto anteriormente—, podemos elaborarlos en casa. Lo más importante en relación con el dulce es que el grado de dulzor se vaya disminuyendo progresivamente y que finalmente solo provenga del propio sabor de los alimentos como las frutas. Para ello, podemos utilizar elementos como los dátiles para endulzar, elaborando una sencilla pasta de dátiles (tan fácil como mezclar 250 g de dátiles y 200 ml de agua y triturar hasta formar una crema untuosa) o bien azúcar de dátil (moler dátiles secos sin hueso).

En el anexo IV tienes algunas recetas de meriendas saludables y dulces, aunque también se puede elegir uno de los sabrosos bocadillos de los que hemos hablado en el apartado anterior, pues las meriendas no tienen por qué ser dulces. También se puede consultar el artículo «Cuando las galletas dejan de ser la opción» del blog de Norte Salud Nutrición, donde podemos encontrar más de setena y cinco alternativas saludables.

En general, las recetas de repostería se pueden hacer más saludables si sustituimos algunos de los ingredientes que suelen aparecer en la receta:

AZÚCAR	Optar por sustituirlo por fruta (plátano maduro, manzana asada, frutas deshidratadas, etc.) o dátiles.
HARINA	Utilizar harinas integrales.
LECHE	Se puede sustituir por bebidas vegetales (soja, avena, almendras, espelta, etc.).
NATA	Sustituir por yogur natural o yogur griego natural.
MANTEQUILLA	Sustituirla por aceite de oliva, o de otras semillas. En caso de que tenga que ser mantequilla, asegurarse de que no lleve otras cosas que no sean grasa, agua y sólidos lácteos provenientes de la leche.

Dar a nuestros hijos estas meriendas que propongo no significa que vayan a convertirse en unos genios, pero puedo asegurar que al menos no les estaremos fomentando ser potenciales diabéticos o hipertensos. Además, al estar tomando alimentos saludables ricos en nutrientes que potencian el desarrollo y el crecimiento, su rendimiento será mucho mejor que darles bollería. Si creemos que no tenemos tiempo de preparar ninguna de las recetas que acabamos de leer, siempre tendremos la opción saludable rápida: la fruta. Lavar, pelar (o no) y listo. No hay excusas.

La toma de conciencia: hablar con los niños de alimentación de forma natural

Seguramente muchas veces habremos pensado por qué los niños, en lugar de venir con un pan bajo el brazo, no traen un manual de instrucciones que nos ayude a entender qué necesitan, sobre todo al principio y especialmente a la hora de comer. Por ello es fundamental que tratemos este tema de forma natural, sin hacer de él un dilema ni el centro del núcleo familiar. Hablar con naturalidad a los niños les ayuda a entender que forma parte de las costumbres y que no tiene más importancia que la que le demos. Esto es fundamental sobre todo en los adolescentes, donde el riesgo de trastorno de la conducta alimentaria es alto. Haber mantenido una relación natural con la alimentación puede ayudar a prevenirlo o a disminuir su riesgo, incluso a potenciar la confianza entre padres e hijos. La toma de conciencia en lo que a hábitos saludables se refiere comienza desde antes de la concepción, cuando debemos eliminar el alcohol, el tabaco o cualquier sustancia tóxica, además de proponernos aumentar nuestra actividad física y comer sano, hábitos que deben perdurar desde ese instante.

Nuestra relación y actitud con la comida (probar cosas nuevas, crear nuevas recetas, no enfadarnos si nuestro hijo no se acaba el plato) debe ser lo más natural posible, y así hemos de transmitírselo a los niños, sea en el entorno que sea. Esto favorecerá la toma de conciencia y la instauración del hábito.

El ejemplo mueve montañas

No podíamos terminar este libro de otra forma. Todo de lo que hemos hablado a lo largo de estas páginas no es posible si no predicamos con el ejemplo. De nada nos sirve hablar con nuestro hijo para explicarle que a veces comemos porque nos sentimos tristes y eso no es lo más correcto, y al día siguiente nos ve zamparnos una tableta de chocolate mientras le explicamos a nuestra pareja lo mal que nos ha ido el día. No surte ningún efecto a largo plazo apuntarle a actividades deportivas cada día si cuando salimos del metro siempre cogemos el ascensor en lugar de las escaleras, y vamos a comprar a la tienda de la esquina en coche. Esos pequeños detalles, que pueden parecernos nimios y sin importancia, son relevantes y se quedan marcados en las neuronas espejo de las que ya hemos hablado. Son mucho más potentes que la palabra, por lo que no podemos descuidarlo. Por eso, cambiemos primero nuestros hábitos antes de querer modificar los de nuestro hijo, pues, además de ser el mejor ejemplo, comprenderemos que a veces no es tarea sencilla.

15

Si quieres, puedes

«Si ordeno a un general que se transforme en ave marina y el general no obedece, no será culpa del general. Será culpa mía».

ANTOINE DE SAINT-EXUPÉRY, *El principito*.

Seguramente pensamos que son tantas cosas las que hemos de hacer que va a resultar muy complicado. Pero no es así. A veces, las cosas son más fáciles de lo que parecen. Solo tenemos que querer hacerlas.

Espero que después de leer estas páginas, donde hemos recorrido un largo y profundo camino sobre cómo mejorar el rendimiento intelectual del niño en relación con la alimentación, tendremos clara la importancia de unos hábitos saludables para mejorar el desarrollo cognitivo del niño. La influencia de la forma de comer no solo repercute en la salud física, sino también en la cerebral y en la emocional, todas ellas interconectadas entre sí.

Poner en práctica las herramientas que hemos adquirido en este libro, complementándolas con otras que ya tengamos o bien que aprendamos de algunos de los referentes que cito y que recomiendo en la bibliografía, es el mejor regalo que podemos dar a nuestro hijo, sobrino o alumno, pues le acompañarán en su vida y le ayudarán a ser mejor persona. Podría resumir en cinco acciones lo más importante que hemos tratado a lo largo de las páginas que hemos dejado atrás.

- **Crea un ambiente familiar (o escolar) agradable en el que tu hijo crezca y se desarrolle feliz.**
  El ambiente que rodea al niño es fundamental para que se desarrolle en armonía. Trata de mantener el orden, deja que tenga su espacio para crear, ayúdale a planificarse. La forma de

relacionarse con el mundo empieza en la forma en que se relaciona con la familia.

- **Ayúdale a conocerse, a potenciar sus talentos y a gestionar sus emociones.**
Practica técnicas que permitan al niño reconocer sus propias emociones y entenderse a sí mismo. Si ves que se le da muy bien la poesía, impulsa esa rama del conocimiento y deja que desarrolle su talento. Quizá mañana cambie, no importa. Lo importante es no frenar su potencial.

- **Permítele ser autoeficaz y respeta sus decisiones.**
Debemos tratar que los niños sean capaces de desenvolverse solos (acorde a su edad, evidentemente), para lo que debemos darles su espacio, otorgarles responsabilidades y dejarlos elegir. Cuando lo hagan, respeta sus decisiones y necesidades, principalmente las más primarias: si no quiere comer más, es porque no tendrá hambre; si le cuesta trabajo levantarse, quizá tenga sueño.

- **Enséñale a comer alimentos (no productos) y a disfrutar de ellos.**
Todas las recomendaciones sobre alimentación se resumen en esta frase. Si el niño come alimentos, estará bien nutrido y no necesitará suplementos ni productos enriquecidos que con tanto ahínco nos anuncian en televisión o en internet (aplicable a niños sanos). Crea un ambiente placentero alrededor de la mesa y hazle partícipe de las decisiones en torno a la comida. Jamás se debe obligar a un niño a comer, ni utilizar la comida como castigo, premio o chantaje. La comida es comida, y debemos disfrutar de ella por el mero hecho de ser comida.

- **Da ejemplo.**
El ejemplo mueve montañas, y también cerebros. Recuerda que somos el espejo de nuestros hijos, sobrinos o alumnos. Repetirán lo que nos vean hacer. Si quieres que tu hijo hable con respeto, tú deberás hablar con respeto, no solo a él, sino a cualquier persona. La mejor forma de que se instauren los hábitos es dando ejemplo y, a ser posible, llevando a cabo el hábito junto con el niño.

Para terminar, cierra el libro, piensa en todo lo que has aprendido, en las cosas que podrías mejorar y en las que ya haces bien, reflexiona sobre cómo quieres que sean tus hijos (sobrinos o alumnos) y cuáles son sus mejores destrezas para convertirse en un «pequeño cerebro saludable». Establece tus prioridades y... ¡ponte en marcha!

Si quieres, puedes. ¿Te atreves?

Epílogo

A lo largo de las páginas de este libro hemos podido descubrir la cantidad de mitos existentes en torno a la alimentación de nuestros hijos y la influencia que esta tiene en su desarrollo y CRECIMIENTO (así, en mayúsculas). Hay tal exceso de información y publicaciones al respecto —a veces tan contradictorias— que es un soplo de aire fresco encontrar un libro como el que ahora terminas de leer, que ofrece toda una serie de herramientas y recomendaciones que te ayudarán desde hoy mismo a mejorar el rendimiento escolar y potenciar el talento de tus hijos. Y esto solo lo vas a conseguir a través de un proceso lento y paciente: su educación.

Lo que ocurre es que los padres de hoy nos estamos encontrando con serias dificultades para educar a nuestros hijos ya que vivimos en una sociedad distinta a la que vivieron aquellos que nos preceden y que son nuestros referentes educativos. Se trata de una sociedad que cambia a una velocidad de vértigo y, lo que hoy sirve, quizás mañana ya no sea válido. Y esto acarrea consecuencias... Una de ellas es que los padres se sienten desbordados ante tanta cantidad de información y tienen la tentación de buscar un libro que les ofrezca la solución mágica a los problemas que enfrentan con sus hijos. Quieren encontrar «la fórmula que les resuelva el complejo problema que es educar hoy» como si fuera una simple «receta de cocina». Nada más lejos de la realidad, no existen recetas mágicas para educar. La educación es una ciencia y también un arte que debe aprenderse. Como destaca Bernabé Tierno, «educar es sembrar y saber esperar».

Pero hemos de tener en cuenta que tenemos hijos para *aprender y crecer juntos*. Ellos tienen mucho que ofrecernos y aportarnos pero nosotros debemos estar abiertos y receptivos para poder recibirlo. La educación es un camino en dos direcciones, un aprendizaje mutuo. Se trata de una tarea compleja, quizás la más difícil y de mayor trascendencia que jamás tendremos en nuestras vidas...

Por este motivo debemos poner todos nuestros esfuerzos y energías en intentar hacerlo de la mejor manera posible teniendo en cuenta que por el camino nos podemos equivocar y seguro que vamos a hacerlo. Debemos tomar conciencia de que lo que hagamos o dejemos de hacer va a marcar a nuestros hijos de por vida y, sin embargo, nadie nos prepara para esta compleja tarea de ser padres. Menos mal que existen las escuelas de padres y madres y libros como el que ahora tienes en tus manos y que estás terminando de leer, los cuales te ofrecen una ayuda, unas herramientas para prevenir problemas futuros en cada una de las etapas educativas que atravesará tu hijo.

En mis escuelas de padres me encuentro con familias que muestran expresiones de dolor y culpa ya que hubieran querido educar a sus hijos de una manera más informada y consciente, sin hacerles daño. Pero es momento de eliminar este sentimiento de culpa y ponernos en marcha para aplicar de manera consciente todas las herramientas que Griselda nos ha ido ofreciendo a lo largo de los capítulos. Me gustaría hacer una breve síntesis de lo que has leído a través de las quince ideas fundamentales que te ayudarán a mejorar el rendimiento académico de tu hijo y potenciar su talento:

1. **Comer de forma saludable** no solo es una cuestión alimentaria que se limita a ingerir las cantidades de energía y nutrientes que necesitamos, sobre todo en el caso de los niños, sino que es una cuestión de actitud.

2. **El acto de comer es una actitud ante la comida y ante la mesa.** Es esencial crear un ambiente distendido, relajado y divertido alrededor de los alimentos con los niños.

3. La clave para lograr un desarrollo cerebral pleno y equilibrado está en **la forma en que los padres se relacionan con los hijos**: motivando la conducta, buscando alternativas al castigo, estableciendo límites de forma adecuada, fomentando la

comunicación, potenciando la atención y la memoria, trabajando el autocontrol, educando la inteligencia y la gestión emocional, desarrollando la creatividad, generando confianza en sí mismos y en los demás, y creando un ambiente de bienestar y felicidad.

4. Es más probable que un niño coma más variedad de alimentos en su infancia **si la madre los ha consumido durante el embarazo**.

5. La lactancia materna prolongada y exclusiva, respecto al uso de fórmulas, está relacionada con un **mayor rendimiento, capacidad y control motor y percepción visual**.

6. «El desayuno es la comida más importante del día», **frase que tiene más influencia de marketing que de realidad**.

7. Se ha demostrado que consumir comida saludable y equilibrada está relacionado con cambios positivos **en la motivación y en la atención**.

8. En general, **no es necesario suplementarse ni utilizar productos enriquecidos**, si seguimos una alimentación saludable que nos asegure esos nutrientes necesarios para el correcto desarrollo y maduración neurológicos.

9. Una alimentación basada en alimentos procesados **afecta negativamente al desempeño académico de los niños**.

10. **Atención plena en la mesa**. Debemos identificar nuestras señales de hambre antes de empezar a comer y, durante la comida, dedicar todos los sentidos al acto en sí: saborear, comer despacio, oler, identificar texturas, etc.

11. **Los niños que son presionados a comer ciertos alimentos** pueden mostrar una menor preferencia por esos alimentos más adelante.

12. **La ingesta de azúcar y grasa** activa áreas cerebrales similares a las que se activan con el consumo de sustancias adictivas.

13. Es muy importante **no castigar, sobornar, premiar, prohibir ni obligar a los niños usando comida**.

14. A través **del ejemplo y del desarrollo de capacidades de inteligencia emocional** podemos (y debemos) ayudar a nuestros hijos a que adquieran hábitos alimentarios saludables desde pequeños.

15. El estrés afecta de manera negativa al rendimiento académico de los niños. **La mejor forma de evitar el estrés es destinar horas al juego**, a ser posible parte de ellas compartidas con

sus padres, dedicar al niño tiempo de calidad y ofrecerle mucho afecto.

Te recomiendo que analices en profundidad el capítulo 14 del libro, donde se destierran por completo grandes mitos que rodean el mundo de la alimentación y que no hacen sino confundirnos y preocuparnos. Te recomiendo que empieces a tomar conciencia de que este cambio de ofrecer alternativas a tu hijo que le ayuden a rendir mejor está en tus manos. Ya tienes las herramientas, ahora solo queda lo más importante de todo: que pases de la teoría a la práctica, de las palabras a la acción. Nada de lo aprendido aquí te servirá si no lo pones en práctica. Como destaca Jack Canfield, «tampoco sirve leer un libro sobre una dieta para perder peso si no se reduce el consumo de calorías y se hace más ejercicio». Por este motivo, ahora empieza la parte más importante: aplica las pautas y estrategias que Griselda te ha ofrecido a lo largo del libro y adáptalas a tu caso concreto, a tus circunstancias personales, a tu hijo...

Confío en que con estas páginas y el aprendizaje que de ellas se deriva hayas ganado en confianza y eliminado miedos e inseguridades que te asaltaban con frecuencia. Debes vivir y disfrutar al máximo este proceso de crianza de tus hijos, pues no se trata de «sobrevivir» a su crianza... Te deseo lo mejor en esta apasionante tarea.

Óscar González

ANEXOS

Anexo I

La despensa saludable

Para disfrutar de una despensa saludable debemos tener en cuenta el plato saludable del que hablamos en el capítulo 1. ¿Qué alimentos hay que incluir? Aquellos que puedan formar parte del plato. Deberás guardarlos donde corresponda para su conservación: despensa, frigorífico o congelador. Recuerda, si no los tienes, no los comes.

ALIMENTOS QUE HAY QUE TENER EN LA DESPENSA	ALIMENTOS QUE HAY QUE EVITAR TENER EN CASA
✓ Verduras y frutas, preferiblemente de temporada. ✓ Legumbres (secas o cocidas) y proteínas vegetales: seitán, tofu y otros derivados de la soja en su forma natural. ✓ Frutas desecadas o deshidratadas. ✓ Frutos secos naturales o tostados. ✓ Semillas (sésamo, girasol, calabaza, chía). ✓ Cereales en su forma integral: arroz, pasta, bulgur, quinoa, etc. ✓ Proteína animal: carnes magras, pescado, marisco, moluscos, conservas, huevos. ✓ Lácteos naturales: leche, yogur, queso, kéfir. ✓ Aceite de oliva virgen o virgen extra (la diferencia radica en las propiedades organolépticas). ✓ Especias, según el gusto. ✓ Encurtidos.	Todo lo demás. Si no eres capaz de situar un alimento dentro del plato saludable es porque no lo es, así que mejor déjalo en la tienda. Además, deberás tener en cuenta que se deben evitar alimentos: ✗ Que promocionen hábitos de salud en el etiquetado. ✗ Con más de 5-6 ingredientes. ✗ Cuyo mensaje principal no se corresponda con el ingrediente principal, por ejemplo: crema de cacao, cuyo primer ingrediente sea azúcar. Elaborados con harinas refinadas. ¿Sabes que si no tienes harinas en casa no haces fritos? Guarniciones tipo fideos de chocolate, virutas, fondant, etc. ✗ Patatas chips, saladitos y otros aperitivos. ✗ Edulcorantes, sean naturales o artificiales. ✗ Dirigidos exclusivamente a alguien de la familia: «para niños», «para ellas», «para el crecimiento de tu bebé», etc.

Anexo II

Cómo leer una etiqueta

El etiquetado nutricional puede parecer un jeroglífico, pero si sabemos dónde mirar, podremos descifrar lo que esconde en su interior. Por otro lado, si consumimos alimentos sin etiqueta tipo frutas, verduras, legumbres, etc., no tendremos que discriminar entre si un alimento es saludable o no.

Cualquier etiqueta consta de dos partes: la lista de ingredientes y la tabla nutricional.

LISTA DE INGREDIENTES

✓ Cuantos menos ingredientes haya, mejor.
✓ Debe ser identificativa de lo que contiene el producto y nada más.
✓ Fíjate bien en el orden, te indicará las cantidades de mayor a menor proporción.

VALOR NUTRICIONAL

✓ Las cantidades vienen expresadas por cada 100 g de producto, por lo que debes tener en cuenta lo que pese la porción individual si la hay.
✓ Olvídate de las calorías, son lo de menos. Aunque en algunos casos haya que tenerlas en cuenta, no deben ser el centro de atención.
✓ Presta atención a los azúcares simples: que sea menor del 5 % (5 g por cada 100 g). Estos pueden venir del propio alimento (por ejemplo, una fruta o yogur) o pueden ser añadidos, en cuyo caso debe figurar en la lista de ingredientes en cualquiera de sus variantes (véase el capítulo 2). Si lleva más de 5 g de fibra, tampoco es tan grave.
✓ Atiende también a la cantidad de sal o de sodio.
✓ Las grasas saturadas pueden ser importantes en función de su procedencia (palma, hidrogenadas). Cuanta más cantidad de insaturadas haya, mejor.

Tips para leer el etiquetado

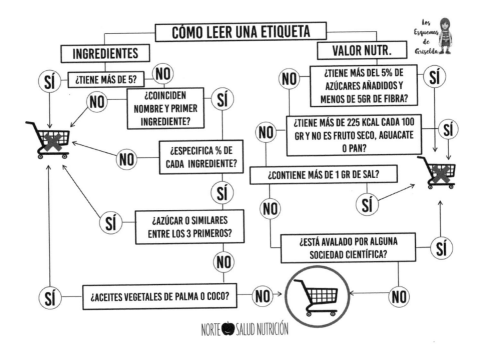

Claves de las etiquetas

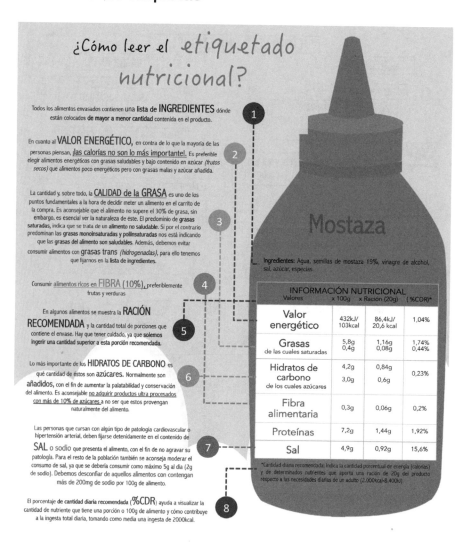

¿Cómo leer el etiquetado nutricional?

1 Todos los alimentos envasados contienen una **lista de INGREDIENTES** dónde están colocados **de mayor a menor cantidad** contenida en el producto.

2 En cuanto al **VALOR ENERGÉTICO**, en contra de lo que la mayoría de las personas piensan, ¡las calorías no son lo más importante! Es preferible elegir alimentos energéticos con grasas saludables y bajo contenido en azúcar *(frutos secos)* que alimentos poco energéticos pero con grasas malas y azúcar añadida.

3 La cantidad y, sobre todo, la **CALIDAD de la GRASA** es uno de los puntos fundamentales a la hora de decidir meter un alimento en el carrito de la compra. Es aconsejable que el alimento no supere el 30% de grasa, sin embargo, es esencial ver la naturaleza de éste. El predominio de grasas **saturadas**, indica que se trata de un **alimento no saludable**. Si por el contrario predominan las **grasas monoinsaturadas y poliinsaturadas** nos está indicando que las grasas del alimento son saludables. Además, debemos evitar consumir alimentos con **grasas trans** *(hidrogenadas)*, para ello tenemos que fijarnos en la **lista de ingredientes**.

4 Consumir alimentos ricos en FIBRA (10%), preferiblemente frutas y verduras

5 En algunos alimentos se muestra la **RACIÓN RECOMENDADA** y la cantidad total de porciones que contiene el envase. Hay que tener cuidado, ya que **solemos ingerir una cantidad superior a esta porción recomendada.**

6 Lo más importante de los **HIDRATOS DE CARBONO** es qué cantidad de éstos son **azúcares**. Normalmente son **añadidos**, con el fin de aumentar la palatabilidad y conservación del alimento. Es aconsejable no adquirir productos ultra procesados con más de 10% de azúcares a no ser que estos provengan naturalmente del alimento.

7 Las personas que cursan con algún tipo de patología cardiovascular o hipertensión arterial, deben fijarse detenidamente en el contenido de **SAL** o sodio que presenta el alimento, con el fin de no agravar su patología. Para el resto de la población también se aconseja moderar el consumo de sal, ya que se debería consumir como máximo 5g al día (2g de sodio). Debemos desconfiar de aquellos alimentos con contengan más de 200mg de sodio por 100g de alimento.

8 El porcentaje de **cantidad diaria recomendada** (%CDR) ayuda a visualizar la cantidad de nutriente que tiene una porción o 100g de alimento y cómo contribuye a la ingesta total diaria, tomando como media una ingesta de 2000kcal.

Mostaza

Ingredientes: Agua, semillas de mostaza 19%, vinagre de alcohol, sal, azúcar, especias.

INFORMACIÓN NUTRICIONAL

Valores	x 100g	x Ración (20g)	(%CDR)*
Valor energético	432kJ/ 103kcal	86,4kJ/ 20,6 kcal	1,04%
Grasas de las cuales saturadas	5,8g 0,4g	1,16g 0,08g	1,74% 0,44%
Hidratos de carbono de los cuales azúcares	4,2g 3,0g	0,84g 0,6g	0,23%
Fibra alimentaria	0,3g	0,06g	0,2%
Proteínas	7,2g	1,44g	1,92%
Sal	4,9g	0,92g	15,6%

*Cantidad diaria recomendada: indica la cantidad porcentual de energía (calorías) y de determinados nutrientes que aporta una ración de 20g del producto respecto a las necesidades diarias de un adulto (2.000kcal-8.400kJ)

Anexo III

Distintas formas de denominar el azúcar en el etiquetado

NOMBRES DEL AZÚCAR EN EL ETIQUETADO

ALMIDÓN	CRISTALES DE CAÑA DE AZÚCAR	JARABE DE MALTA
ALMÍBAR	CRISTALES DE FLORIDA	JARABE REFINADO
AZÚCAR DE BARBADOS	DEMERARA	JUGO DE FRUTA
AZÚCAR DE CAÑA	DEXTRANOS	LACTOSA
AZÚCAR DE CASTOR	DEXTRINA	MALTA DIASTÁTICA
AZÚCAR GLAS	ETIL MALTOL	MALTODEXTRINA
AZÚCAR DE HIGO	FRUCTOSA	MELAZA
AZÚCAR LÍQUIDO INVERTIDO	FRUCTOSA CRISTALIZADA	MIEL
AZÚCAR MORENO	GALACTOSA	MIEL DE CAÑA
AZÚCAR REFINADO	GLUCOSA	MIEL DE MAÍZ
AZÚCAR DE REMOLACHA	JARABE DE ALGARROBA	MIEL DE MALTA
AZÚCAR DE UVA	JARABE DE ARROZ	NÉCTAR DE ÁGAVE
BETABEL	JARABE DORADO	PANOCHA
CAÑA DE AZÚCAR	JARABE DE FRUCTOSA	SACAROSA
CARAMELO	JARABE DE GLUCOSA	SIROPE DE ARCE
CEBADA DE MALTA	JARABE LÍQUIDO	SIROPE DE ÁGAVE
CONCENTRADO DE FRUTA	JARABE DE MAÍZ	SIROPE MALTOSA
		TREHALOSA.

En productos ultraprocesados; no cuando están naturalmente presentes (frutas, lácteos), pues no contarían como azúcares libres.

Anexo IV

Recetas saludables para niños geniales

Pan integral

Prefermentos:

120 g de harina integral de trigo o centeno o copos de avena finos

175 ml de agua templada

· · · · ·

Mezclamos hasta que quede homogéneo. Tapamos y dejamos a temperatura ambiente por lo menos 12 horas.

190 g de harina integral de trigo de fuerza

175 ml de agua templada (fría si hace mucho calor)

1 g de levadura seca de panadería

· · · · ·

Mezclamos todo bien hasta que esté integrado y dejamos fermentar tapado hasta que doble el tamaño. Metemos en la nevera toda la noche y sacamos una hora antes de hacer el pan.

Masa final:

Prefermentos a temperatura ambiente
255 g de harina integral de fuerza
9 g de sal yodada
3 g de levadura seca de panadería
45 g de miel o azúcar moreno (opcional)

15 g de aceite de oliva virgen extra (opcional)
100 g de semillas variadas (girasol, calabaza, lino, sésamo)

· · · · ·

Mezclamos todos los ingredientes y amasamos durante 10-15 minutos, hasta que la masa esté lisa y se pueda estirar. Hacemos una bola y la metemos en un bol engrasado con aceite, dándole un par de vueltas hasta que la masa también quede impregnada de aceite en la superficie. Tapamos con una bolsa, papel film o un paño y dejamos fermentar hasta que doble el volumen (1 hora o 2 dependiendo de la temperatura ambiente).

Una vez fermentado, sacamos la bola y le damos forma intentando que la superficie quede lo más tensa posible. Colocamos en una bandeja con papel de horno y le hacemos unos cortes (para que pueda salir el gas producido por las levaduras). Rociamos con un poco de agua (mejor con un pulverizador), tapamos otra vez y dejamos fermentar otra hora o hasta que doble el volumen.

A la media hora podemos ir precalentando el horno a 200 °C.

Cuando haya doblado el volumen, destapamos la masa, la rociamos con un poco de agua y la metemos en el horno, bajando la temperatura a 180 °C. El pan tardará en hacerse unos 30-40 minutos; para comprobar que está hecho, lo cogemos con un paño y le damos unos golpecitos en la parte inferior. Si suena hueco es que ya está hecho, en caso contrario lo dejamos un poco más. Cuando esté hecho, lo sacamos del horno y enfriamos sobre una rejilla por lo menos una hora.

Para conservar el pan, se puede cortar en rebanadas y mantener en una bolsa a temperatura ambiente o en la nevera.

• • • • •

Receta exprés: También podemos mezclar todos los ingredientes juntos (incluyendo los prefermentos) hasta formar la masa, amasando unos 15 minutos. Formamos una bola y dejamos fermentar 1 hora tapado con film transparente. Una vez que doble el volumen, le damos forma y fermentamos otra hora. Hacemos los cortes y horneamos unos 30-40 minutos a 180 °C.

Paté de tofu

200 g de tofu fresco
1 cucharada de aceite de oliva
½ diente de ajo
Especias al gusto

Añadir opcionalmente: aceitunas verdes o negras sin hueso, miso, calabacines, cúrcuma, remolacha cocida, pimientos asados, rúcula, etc.

• • • • •

Mezclar todo junto y batir hasta formar una pasta.

Humus

200 g de garbanzos
1 cucharada sopera de aceite de oliva
    virgen extra
3 cucharadas soperas de tahini

1 pizca de sal y pimentón
Se pueden añadir verduras al humus:
remolacha cocida, calabaza cocida o
asada, pimiento asado, calabacines, etc.

• • • • •

Mezclar todo junto y batir hasta formar una pasta.

Crema de cacao

100 g de avellanas tostadas
50 g de dátiles deshuesados
100 ml de leche semi o desnatada

30 g de cacao en polvo sin azúcar
1 cucharada de extracto de vainilla

• • • • •

Mezclar todo junto y batir hasta formar una pasta.

Crema de frutos secos

Triturar 250 g de cacahuetes tostados sin sal hasta formar una pasta.

Batido de frutas

1 vaso de leche entera
150 g de fruta (al gusto: fresa, plátano,
    mango)

1 pizca de esencia de vainilla

• • • • •

Mezclar en la batidora. Colar si quedaran pepitas. Tomar frío.

Porridge

1 vaso de leche entera o bebida
    vegetal
1 taza de copos de avena
Cáscara de limón

Fruta troceada (plátano, frambuesas,

    granada)
Opcional: pepitas de chocolate negro,
frutos secos, canela, coco rallado,
semillas

Infusionar la leche con piel de limón y canela. Cocer los copos de avena 5-8 minutos hasta que la mezcla espese. Añadir la fruta y los ingredientes opcionales. Se puede tomar frío o caliente.

Dulce casero: muffins

Ralladura de limón
1 plátano
2 huevos
170 g de leche
170 g de aceite de oliva virgen extra

250 g de harina integral
Levadura
Se pueden añadir frutas, frutos rojos, pepitas de chocolate negro, frutos secos, etc.

Mezclar la ralladura de limón con el plátano maduro machacado. Añadir los huevos, la leche de soja y el aceite de oliva. Incorporar la harina y un poco de levadura. Hornear a 180 °C durante 15-20 minutos.

Tortitas de plátano

1 huevo
1 plátano

Batir el huevo y mezclar con el plátano hasta conseguir una pasta. Engrasar ligeramente una sartén y hacer las tortitas, depositando 2 cucharadas de mezcla en la sartén. Servir y espolvorear con canela.

Anexo V

Esquema final de los factores que influyen en el rendimiento académico y el desarrollo intelectual

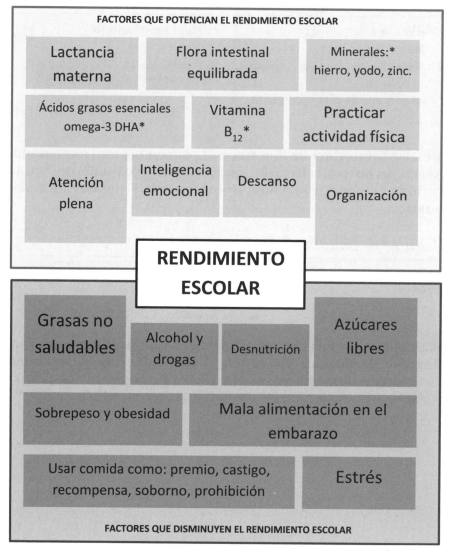

FACTORES QUE POTENCIAN EL RENDIMIENTO ESCOLAR

Lactancia materna

Flora intestinal equilibrada

Minerales:* hierro, yodo, zinc.

Ácidos grasos esenciales omega-3 DHA*

Vitamina B_{12}*

Practicar actividad física

Atención plena

Inteligencia emocional

Descanso

Organización

RENDIMIENTO ESCOLAR

Grasas no saludables

Alcohol y drogas

Desnutrición

Azúcares libres

Sobrepeso y obesidad

Mala alimentación en el embarazo

Usar comida como: premio, castigo, recompensa, soborno, prohibición

Estrés

FACTORES QUE DISMINUYEN EL RENDIMIENTO ESCOLAR

* Niveles normales (sin necesidad de suplementos).

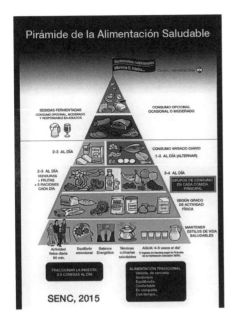

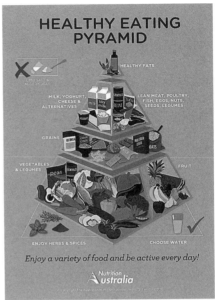

Pirámide de la Alimentación Saludable de la Sociedad Española de Nutrición Comunitaria (SENC, 2015) y Pirámide de la Alimentación Saludable Australiana (Nutrition Australia, 2015).

Bibliografía

Biblioteca

Aceituna, David & Montero, Daniel. La rebelión de las verduras. Beascoa; 2016.

Alberca, Fernando. *Todos los niños pueden ser Einstein*. El toro mítico; 2011.

Basulto, Julio. *Mamá come sano*. DeBolsillo; 2015.

Basulto, Julio. *Se me hace bola*. DeBolsillo; 2013.

Bilbao, Álvaro. *El cerebro del niño explicado a los padres*. Plataforma editorial; 2015.

Bona, César. *La nueva educación*. Plaza y Janés editores; 2015.

Cañellas, Xavi & Sanchís, Jesús. *Niños sanos, adultos sanos*. Plataforma; 2016.

Carpena, Anna. *Las emociones de Max*. Planeta; 2014.

Casabona, Carlos. *Tú eliges lo que comes*. Paidós; 2016.

Chozen Bays, Jan. *Comer atentos*. Kairós; 2013.

Comas, Sylvia. *Burbujas de paz*. Nube de tinta; 2016

Dámaso, Antonio R. *El error de Descartes*. Editorial Crítica; 2006.

Davidson, Richard J & Begley, Sharon *El perfil emocional de tu cerebro: claves para modificar nuestras actitudes y reacciones*. Destino; 2012.

Doman, Glenn & Doman, Janet. *Cómo multiplicar la inteligencia de su bebé*. EDAF; 2012.

Elías, Maurice J., Tovias, Steven E., & Friedlander, Brian S. *Educar con inteligencia emocional*. DeBolsillo; 2011.

Enders, Giulia. *La digestión es la cuestión*. Urano; 2015.

Faber, Adele & Mazlish, Elaine. *Cómo hablar para que sus hijos le escuchen y escuchar para que sus hijos le hablen*. Medici; 2013.

Folgar, Lidia. *Aprender a comer solo: Baby Led Weaning.* Arcopress; 2017.

Galán, Lucía. *Lo mejor de nuestras vidas.* Planeta; 2016.

Gallego, Alonso. *Los estilos de aprendizaje: procedimientos de diagnóstico y de mejora.* Mensajero; 1995.

Goleman, Daniel. *Inteligencia emocional.* Kairós; 1996.

González, Carlos. *Mi niño no me come.* Temas de hoy; 2012.

González, Carlos. *Un regalo para toda la vida.* Temas de hoy; 2008.

González, Óscar. *Escuela de padres de niños de 0 a 6 años. Educar con talento; Escuela de padres de niños de 6 a 12 años. Educar con talento; Escuela de padres de adolescentes. Educar con talento.* Amat; 2016.

Hassed, Craig & Chambers, Richard. *Mindful learning: reduce stress and improve brain performance for effective learning.* Exisle Publishing; 2014.

Herrero Martín, Griselda & Coto Alonso, Laura. *Las recetas de Laura.* eBook; 2017.

Herrero Martín, Griselda & Fagúndez, Victoria. *Refresco casero: Guía completa para preparar refrescos saludables.* eBook; 2017.

Jiménez, Jaime & Fleta, Yolanda. Coaching nutricional para niños y padres. Grijalbo; 2017.

Jiménez, Luis. *El cerebro obeso.* Createspace; 2014.

Jové, Rosa. *La crianza feliz: cómo cuidar y entender a tu hijo de 0 a 6 años.* La esfera de los libros; 2011.

Jové, Rosa. *Ni rabietas ni conflictos.* La esfera de los libros; 2011.

Kabat-Zinn, Jon. *Mindfulness para principiantes.* Kairós; 2013.

Ledo, Rosa & Medina, Nelson. Cuentos infantiles sobre nutrición. 2017.

Llenas, Anna. *El monstruo de colores.* Flamboyant; 2012.

López González, Luis. *El maestro atento. Gestión consciente del aula.* Desclée de Brouwer; 2017.

Marina, José Antonio. *La educación del talento.* Ariel; 2010.

Mazzola, Nina & Rusterholz, Beat. *Mindfulness para profesores.* Desclée de Brouwer; 2015.

McKee, David. *Elmer.* Beascoa; 2006.

Mora, Francisco. *Neuroeducación.* Alianza Editorial; 2013.

Ortí, Antonio. Comer o no comer. Planeta; 2013.

Perlmuter, David. *Alimenta tu cerebro.* Grijalbo; 2016.

Revenga Frauca, Juan. *Adelgázame, miénteme.* Ediciones B; 2015.

Romero, Rafael & Núñez, Cristina. *Emocionario.* Palabras aladas; 2013.

Sánchez, Aitor. *Mi Dieta Cojea.* Paidós; 2016.

Sánchez, Sara & Peñalver, Clara. *Cuentos para educar con inteligencia emocional.* Beascoa; 2014.

Schoeberlein, D. *Mindfulness: Vivir con atención plena en casa, en el trabajo, en el mundo.* Herder Editorial; 2017.

Sheth, Suki & Schoeberlein, Deborah. *Mindfulness para enseñar y aprender.* Neo Person; 2012.

Siegel, Daniel J., Payne Bryson, Tyna. *El cerebro del niño.* Alba editorial; 2012.

Snel, Eline. *Tranquilos y atentos como una rana.* Kairós; 2013.

Soler, Alberto. Hijos y padres felices. Kailas; 2017.

Swaab, Dick. *Somos nuestro cerebro.* Plataforma; 2014.

Tierno, Bernabé. *La psicología del niño y su desarrollo.* San Pablo; 2004.

Páginas web donde obtener información certera e interesante

Aitor Sánchez. Dietista-nutricionista, divulgador y autor del blog Mi dieta Cojea: *www.midietacojea.com*

Alberto Soler. Psicólogo y creador de Píldoras de Psicología: *www.albertosoler.es*

Álvaro Bilbao. Neuropsicólogo y creador de Salud Cerebral y del Cerebro del Niño: *http://saludcerebral.com, www.elcerebrodelniño.com*

Belén Piñeiro. Maestra especializada en educación emocional y autora del blog Maestra de Corazón: *www.maestradecorazon.com*

Carlos Casabona. Pediatra y autor del blog Tú eliges lo que comes: *www.tueligesloquecomes.com*

César Bona. Maestro finalista del Global Teacher Prize en 2014: *www.facebook.com/cesar.bona.37*

David Calle. Ingeniero de telecomunicaciones y profesor, autor de la academia Unicoos. Finalista del Global Teacher Prize en 2017: *www.unicoos.com*

E-lactancia. Información sobre la compatibilidad de medicamentos con la lactancia materna: *www.e-lactancia.org*

Escuela de Padres con Talento. Proyecto pedagógico que pretende ser una guía para padres en su aprendizaje sobre la educación de sus hijos: *http://www.escueladepadrescontalento.es/*

Gloria Colli. Doctora en pediatría. *http://www.gloriacolli-pediatra.com/*

Jesús Garrido. Pediatra y autor del blog Mi pediatra online: *http://www.mipediatraonline.com/*

José Manuel López Nicolás. Doctor en química, divulgador y autor del blog Scientia: *https://scientiablog.com*

Juan Llorca. Cocinero profesional en Escuela Montessori y primer chef Km0 de España: *http://juanllorca.com*

Juan Revenga. Dietista-Nutricionista, profesor y divulgador: *http://juanrevenga.com*

Julio Basulto. Dietista-nutricionista, conferenciante y divulgador: *http://juliobasulto.com*

La liga de la leche. Web de información, apoyo y estímulo sobre lactancia materna: *www.laligadelaleche.es*

Lucía Galán. Pediatra y escritora. Creadora del blog Lucía, mi pediatra: *www.luciamipediatra.com*

Lucía Martínez. Cocinera profesional, dietista-nutricionista y autora del blog Dime qué comes: *www.dimequecomes.com*

Manu Velasco. Maestro especializado en slow educación y autor del blog El blog de Manu Velasco: *www.elblogdemanuvelasco.com*

Marián García. Doctora en farmacia, dietista-nutricionista, escritora y autora del blog Boticaria García: *http://boticariagarcia.com/*

Melisa Gómez Allué. Dietista-nutricionista infantil en Nutrikids: *http://nutrikids.com.es*

Miguel Ángel Lurueña. Ingeniero técnico agrícola y doctor en ciencia y tecnología de los alimentos. Autor del blog Gominolas de Petróleo: *www.gominolasdepetroleo.com*

Mireia Gimeno. Ganadora del concurso blogueros cocineros de Canal Cocina en 2013, cocina vegana: *www.mireiagimeno.com*

Norte Salud Nutrición. Blog de psiconutrición, alimentación, educación alimentaria, psicología y actividad física: *www.nortesalud.es*

Óscar González. Maestro, divulgador y escritor. Fundador de la Escuela de Padres con Talento: *www.elblogdeoscargonzalez.es*

Patricia Bretó. Dietista-nutricionista y creadora de Dietéticamente: *http://www.dieteticamente.es/*

Raquel Bernàcer. Dietista-Nutricionista y creadora del blog Alimentarte: *http://alimentarte.net*

Raúl Bermejo. Maestro y autor de Thinks for kids: *www.facebook.com/thinksforkids*

Yolanda Anfrons. Técnico superior en dietética y creadora del blog Con S de Salud. *www.conesedesalud.com*

Pueden consultar bibliografía científica en
www.profiteditorial.com

Agradecimientos

Dicen que hay que hacer tres cosas en la vida: plantar un árbol, tener un hijo y escribir un libro. Bien, pues yo ya he cumplido. Y he tenido la suerte de vivir y compartir las tres cosas con mis dos amores: mi compañero de viaje y mi hija, que hoy tiene cinco años. Pienso que lo más importante que uno debe hacer en la vida, más allá de esas tres cosas, es disfrutar y poner toda la pasión y la energía posibles en cada paso, en cada momento. Y por eso, mi primer agradecimiento es a las dos personas que más me apasionan: Antonio y Nora. A ellos, que son los que más participan de esta aventura y los que, día a día, me reciben con una sonrisa, me arropan con su cariño incondicional y me apoyan siempre, con pasión y vitalidad. Por eso y mucho más, GRACIAS.

Agradecida también a mi familia, sin la cual no sería quien soy ahora. A mi madre, que en un camino difícil ha sabido transmitirme los valores más importantes de la vida. Y un guiño muy especial, como era ella, a mi abuela Eugenia.

Gracias a Óscar, que me permitió formar parte de su brillante proyecto Escuelas de Padres con Talento y que, años después, ha sido el puente que ha propiciado esta maravillosa oportunidad de escribir un libro. Y gracias, cómo no, por participar en él de forma activa escribiendo el epílogo.

Gracias a Carlos, que en la distancia ambos sabemos que trabajamos con ahínco por una misma causa y que, cuando le propuse ser el prologuista, no solo aceptó sin haber leído el manuscrito, sino que lo leyó concienzudamente y me brindó su experiencia y sus consejos.

Gracias también a Lucía Galán, por aceptar leerlo y hacerlo con cariño. Todo un honor.

Gracias a Antonio, en esta ocasión desde la perspectiva laboral, por saber darle forma a través de las imágenes a todo aquello que quiero transmitir y por dar visibilidad, desde la sombra, a mi trabajo. Tu creatividad y apoyo incondicional son impagables. Gracias por haber sido capaz de trasladar esa *simbiosis* personal al lado profesional.

Y gracias a tantos amigos y profesionales que trabajan incansablemente y con ilusión cada día para hacer de nuestra sociedad algo mejor desde el punto de vista de la alimentación, la educación, las emociones, la actividad física, la gastronomía y, en definitiva... ¡la salud!

Por último, y no menos importante, gracias a TI, que estás leyendo estas líneas, por querer mejorar el estilo de vida de tus hijos. Esos hijos que se convertirán en padres en un futuro. A todos, ¡GRACIAS!